Selbstanalyse von Verhaltensmustern

Bestimmung, Hintergründe, Selbstheilung

STEFAN SCHOLZ

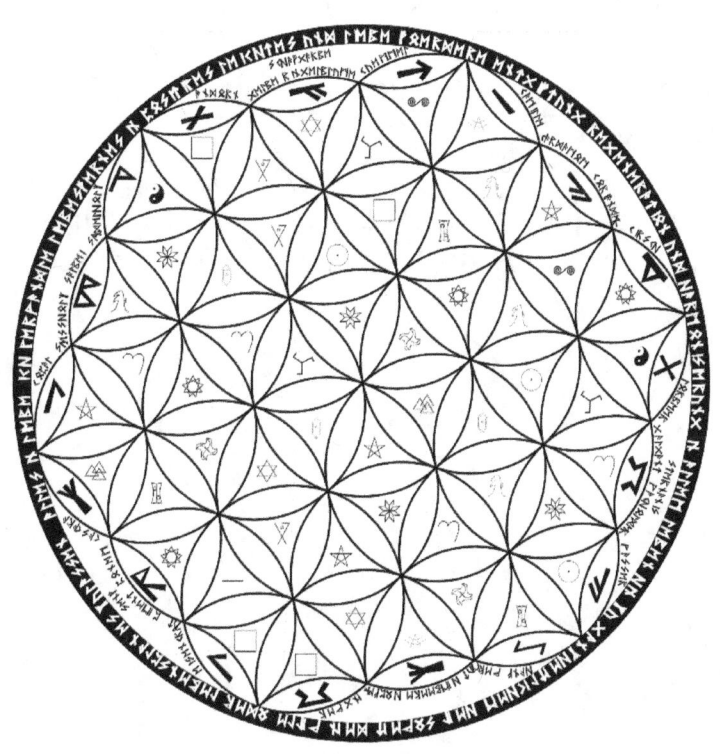

ISBN: 1515003256
ISBN-13:   978-1515003250

Autor und Herausgeber: Stefan Scholz
Veröffentlichung: März 2016
Vertrieb: Direktvertrieb, amazon.de, createspace.com,
                                      xinxii.com und anhängende eBook-Plattformen

Homepage: http://www.stefanscholz-kiel.de

Titelbild (Wolken) von Bianka Langer. Heilungssymbol von Stefan Scholz, jeweils Copyright 2016.

Mein herzlicher Dank gilt Andrea Anakalia Wintzer für ihr Lektorat, sowie Arwed Grön für seinen Tip Ende 2012 doch ein Buch zu schreiben.

Inhaltsverzeichnis

Vorwort

Anfang des Jahres 2013 hatte ich mein Büchlein „Selbstanalyse angelehnt an die Archetypen nach C.G. Jung" herausgebracht. Das Jahr 2013 war in meiner Entwicklung eher der Anfang der Auseinandersetzung mit Themen rund um seelische und körperliche Gesundheit. In der Zwischenzeit habe ich meine Ausbildung zum Heilpraktiker (beschränkt auf das Gebiet der Psychotherapie) absolviert und praktiziere energetisch unterstützte Psychotherapie. Ende 2014 und Anfang 2015 entwickelte ich dann die „Schnellheilung", welche ich in Buchform (http://amzn.to/1S1GBJb) im Mai 2015 veröffentlicht habe und die zwischenzeitlich in einer überarbeiteten zweiten Auflage vorliegt (http://amzn.to/1TXym4g).

Mein Bestreben ist, in diesem Buch das Wissen und die Erfahrungen mit Klienten von einer Selbstanalyse über die (vermutlich) dahinter liegenden Prägungen und Verhaltensmuster hin zu einer Selbstbehandlung weiter zu entwickeln. Viele Blockaden sind in eigener Arbeit lösbar. Deshalb ist eine umfangreiche Beschreibung von Selbstbehandlungen Bestandteil dieses Buches. Weil man nicht alle Verhaltensmuster selbst erkennt, suchen Sie sich bitte Personen Ihres Vertrauens und bitten Sie diese, die Ausprägungen der Archetypen durchzuarbeiten und diejenigen zu markieren, die nach deren Meinung auf Sie zutreffen.

Neben meinen Erfahrungswerten, welche hier ihren Einfluß gefunden haben, hatte ich ganz stark das Gefühl, „geschrieben zu werden". Damit meine ich, daß sehr viele Details zu den Hintergründen der Ausprägungen der Archetypen eher von „oben", von meinen Geistführern, eingegeben scheinen. Zu flüssig ließ sich das alles schreiben, zu wenig Recherche war notwendig und trotzdem fühlt sich das alles stimmig, knapp aber vollumfänglich an. Für mich jedenfalls.

Da es um sehr persönliche Themen geht, möchte ich ab hier zum Du übergehen. Ich bitte, dies als Angebot für ein gemeinsames Vorgehen zu verstehen.

Die Rechtschreibung in diesem Buch orientiert sich an der, die ich mal als Kind gelernt habe. Daher nutze ich das „ß" ausgiebig, weil es sich für mich an vielen Stellen einfach als stimmig anfühlt. Im Text gehe ich nicht auf die weibliche Form ein. Das liegt einfach daran, daß ich ein Mann bin und es meiner Meinung nach den Lesefluß stört, wenn immer Herrscher/In da steht, statt Herrscher. Die Damen der Schöpfung möchten sich deshalb bitte nicht herabgesetzt fühlen. Ich bin mir völlig im Klaren, daß dieses Buch hauptsächlich von Frauen gelesen werden wird, da Frauen ihrem Gefühl meist deutlich näher sind, als die „armen" Männer. Auch dies darf sich wandeln.

Hinweise zur Auswertung

Wie in der Einleitung angerissen, empfehle ich, die Ausprägungen der Archetypen in den Tabellen durchzuarbeiten. Fühle hinein, welche sich für Dich passend anfühlen und markiere diese im Buch oder auf einer Kopie der Tabelle. Gerne kannst Du die für Dich passenden Ausprägungen auch in die nach den Übersichten folgenden Tabellen eintragen. Für die langfristige Arbeit findest Du am Ende des Buches nochmals einige leere Tabellen.

Die Ausprägungen, mit denen wir arbeiten wollen, sind die überzogenen und unterentwickelten. Dringend empfehle ich Dir, möglichst von mehreren Personen Deines Vertrauens deren für Dich passende Ausprägungen ermitteln zu lassen. Vergleiche deren Ergebnis mit Deinem! Wo sind Übereinstimmungen? Wo Unterschiede? Wenn Du selbstbetrugssicher testen kannst (Pendeln, mit dem Tensor, kinesiologisch, oder sonst wie), dann teste besonders bei unterschiedlichen Ergebnissen, was denn wirklich auf Dich paßt.

Sowie Du die für Dich gefühlt richtigen Ausprägungen ermittelt hast, kannst Du bei einer davon mit der Selbstbehandlung beginnen. Viele Ausprägungen basieren mehr oder minder stark auf Verlust- und Existenzängsten. Diese beiden Arten von Ängsten sind die grundlegenden unseres menschlichen Daseins. Sie sind zudem siamesische Zwillinge. Die „graue" Vorzeit prägt uns bis heute stärker, als wir das zugeben wollen. Das beste Beispiel ist die normale (physiologische) Stressreaktion des Körpers. Sie war notwendig, um den Gefahren des Überlebens in Steppe und Urwald begegnen zu können. Heute steht kein Säbelzahntiger mehr hinter uns, sondern höchstens ein bedrohlich wirkend wollender Chef. Das ist nicht das gleiche Gefährdungspotential und hat mit dem körperlichen Überleben nichts zu tun. Die körperliche Reaktion ist aber immer noch die gleiche. Genau so verhält es sich mit unseren Grundängsten. Es war in der Jäger- und Sammlerzeit überlebensnotwendig zur Sippe zu gehören. Wer verstoßen wurde, konnte meist nicht lange überleben. Diesen Zusammenhang zu verstehen hilft, die Nähe von Verlustangst, welche den Verlust der Zugehörigkeit und den Verlust von nahestehenden Personen meint, und Existenzangst nachvollziehen zu können. Der Verlust von Angehörigen oder Partnern konnte früher eben schnell zu einer existenziellen Bedrohung werden. Daß wir heute – zumindest in Deutschland – solchen Bedrohungen durch unser soziales Netz nicht wirklich ausgesetzt sind, weiß unser Körper mit seinen eigenen Mechanismen nicht. Viele von uns sind „alte Seelen", die schon viele Inkarnationen auf dieser Erde hinter sich haben. Auch da sind einfach zu viele anders lautende Erfahrungen vorhanden, als daß man diese Prägung einfach so abschütteln könnte. Dabei hilft die Angstlösung bei den Selbstbehandlungen. Das Lösen dieser beiden Ängste spielt in allen Ausprägungen eine große Rolle. Das Lösen der Ängste bei der ersten bearbeiteten Ausprägung löst für die übrigen Ausprägungen vieles mit.

Meine Empfehlung ist also, daß Du Dich zu Beginn für einen Archetypen und dort für eine Ausprägung zu diesem Archetypen entscheidest. Arbeite diesen ab und löse mittels der Selbstbehandlungen, was dort zu lösen ist. Die Selbstbehandlungen sind in der richtigen Reihenfolge aufgeschrieben. Besonders die Selbstprogrammierungen sollten genau in der aufgeschriebenen Reihenfolge abgearbeitet werden. Die Spiegelübung kann immer begleitend durchgeführt werden. Die Angstlösung sollte weitgehend abgeschlossen sein, bevor Selbstprogrammierungen vorgenommen werden. Vergebungsübungen können ebenfalls begleitend durchgeführt werden, sollten möglichst aber im Gleichschritt mit Selbstprogrammierungen erfolgen.

Sowie eine Ausprägung in einem Archetypen vollständig aufgelöst ist, sollte Deine Selbstanalyse und die Deiner Freunde und Vertrauten deutlich anders ausfallen. Dann gehe zum nächsten Archetypen und nimm Dir eine dortige überzogene oder unterentwickelte Ausprägung vor. Dann zum nächsten Archetypen. Wenn Du bei allen Archetypen eine Ausprägung in die Heilung bringen konntest, dann gehe zur nächsten „Baustelle" am ersten Archetypen weiter.

Als Beispiel einer Auswertung soll der Archetyp Spaßvogel herangezogen werden:

Überzogen (Idiot)	*Ausgewogen*	*Unterentwickelt (Depressive/r)*
boshaft, **macht "Späße" auf Kosten Anderer**, sarkastisch, sardonisch, störend, **leicht ablenkbar und ablenkend**, leichtfertig, nimmt nichts ernst, wichtige Sachen unterbrechend	humorvoll, **lachend**, freudig,Unterhaltung bringend, zeigt die positive Seite aller Dinge, **befreit von Negativität und Überernst**	aalt sich in der Negativität und im Kummer, fühlt sich oberflächlich und unsicher, **empfindet Mangel an Bedeutung**

Hier hätten wir je zwei Ausprägungen bei "Überzogen" und "Ausgewogen". Lediglich eine Ausprägung bei "Unterentwickelt". Der Schwerpunkt dieses Archetyps wäre also irgendwo zwischen "Überzogen" und "Ausgewogen" zu sehen. Stelle Dir dieses wie ein Pendel oder einen Zeiger vor, welches hier eben etwas nach links ausschlägt.

Auf der Seite "Unterentwickelt" kann der empfundene Mangel an Bedeutung eine Ursache für die Überreaktion "Späße auf Kosten Anderer" und "leicht ablenkbar und ablenkend" sein. Dies und die übrigen Zusammenhänge zwischen den gefundenen Ausprägungen solltest Du Dir jetzt in Ruhe zu Gemüte führen. Hierin liegen für Dich die ersten Erkenntnisse.

Es wird sich bei Auswertung aller Archetypen ergeben haben, bei welchen Archetypen Du vielleicht eher überzogen, wo ausgewogen, wo unterentwickelt einzuordnen bist. Hieraus könntest Du nun die verschiedensten Rückschlüsse ziehen. Eventuell bist Du einfach mit Dir zufrieden? Warum auch nicht! Niemand kann und darf Dir vorschreiben, daß Du Dich ändern mußt. Sofern Du bei Dir Änderungsbedarf siehst, **darfst** Du Dich verändern.

Die ausgewogenen Ausprägungen der Archetypen, die Du als momentan nicht auf Dich zutreffend herausgefunden hast, könnten jetzt als Leitlinie, als Wunschverhaltensvorlage dienen. Dieses war die Übersicht über die Ausprägungen bei den verschiedenen Archetypen. Danach solltest Du das Buch das zweite Mal durcharbeiten. In dieser zweiten Runde erst sollten die Selbstbehandlungen anhand der ermittelten Ausprägungen in „Überzogen" und „Unterentwickelt" angegangen werden. Die zweite, aber langwierigere Runde.

Letztlich hängt es von Deiner Selbstdisziplin ab, wie konsequent Du Deine Übungen machst, wie konzentriert Du diese machst. Erzwingen kannst Du nichts und je mehr Du in die Selbst-Verurteilung kommst, desto schwieriger werden Veränderungen. Durch eine Selbst-Ablehnung und Selbst-Verurteilung gibst Du ja gerade den Aspekten Deines Selbst, die Du gerne verändern möchtest Energie und Aufmerksamkeit. Dies ist einer von vielen Gründen, weshalb für mich die Selbstvergebung so wichtig ist und eine oft unterschätzte Rolle spielt.

Selbstbehandlungen

Spiegelübung

Die Spiegelübung wird von verschiedenen Trainern und Heilern empfohlen. Ich habe sie durch Reinhard Stengel kennengelernt. Auf den ersten Blick erscheint es seltsam, daß man sich 30 Tage lang jeden Tag für zehn Minuten nackt vor einen Spiegel stellen soll. Genau dies ist aber die Aufgabe.

Stelle Dich nackt vor einen Spiegel. Täglich zehn Minuten. Mindestens 30 Tage lang. Dabei sollst Du Dich selbst betrachten. Haare stylen, Schminken oder so etwas sind verboten. Möglichst solltest Du mit positiven Assoziationen und Gefühlen auf Dein Spiegelbild blicken. Falls das anfänglich noch nicht möglich ist, wird sich dies aber nach wenigen Tagen von selbst einstellen.

Ich empfehle als Erweiterung, erst dann die Tage zu zählen zu beginnen, wenn es möglich ist, großteils positiv mit der eigenen Erscheinung umzugehen. Es ist auch empfehlenswert, diese Übung länger als einen Monat durchzuhalten. Wenn man sich mal daran gewöhnt hat ist das auch keine Hürde mehr. Ach ja, da wäre noch etwas Wichtiges: sowie Du einen Tag ausläßt, darfst Du wieder von vorne anfangen zu zählen!
Die Spiegelübung verändert über die Zeit hinweg tatsächlich die Selbst-Wahrnehmung. Es entwickelt sich ein besseres Selbst-Bewußtsein und der Selbst-Wert steigt. Allein schon das Durchhalten vermittelt auch Eigen-

Macht. Du kannst selbst etwas und das erfolgreich für Dein Selbst unternehmen und holst so etwas von Deiner Macht über Dich zurück zu Dir!

Vergebungsübung

Auch die Vergebungsübung entlehne ich von Reinhard Stengel. Primär, wenn es um die Vergebung der „Verfehlungen" dem Selbst gegenüber geht, ist diese Übung gut geeignet. Für die Vergebung anderer Menschen gegenüber ist sie auch gut geeignet.

Das Hawaiianische Ho'oponopono-Ritual ist ebenfalls ein wunderbares Vergebungsritual. Es hat viele Jahrhunderte Tradition und mit ihm konnte schon viel erreicht werden. Zum Ho'oponopono empfehle ich ergänzend das Buch „Das Wunder der Vergebung" von Ulrich Duprée und Andrea Bruchacova, erschienen im Kailash-Verlag 2013.

Vielleicht fragst Du Dich, wieso Du Dir selbst vergeben solltest? Nach meinem Verständnis erleben wir im Außen, was wir in unserem Inneren über uns und unsere Welt denken. Durch verschiedenste Prägungen in Kindheit, Jugend und aus anderen Leben besteht häufig ein negatives Selbstbild, Glaubenssätze, oder andere negative Selbst-Sichten. Diese sind die Basis für das Erleben. Negative Selbst-Sichten sind also quasi eine „Versündigung" an unserer eigenen Schöpferkraft. Ein Nicht-Anerkennen unserer eigenen Göttlichkeit, mit der wir unser Leben gestalten. Ziel ist also sich selbst die Verleugnung des eigenen Göttlichen zu vergeben. Sieh es so, als ob sich Dein Ego für diese Verleugnung bei Deinem eigenen höheren Selbst entschuldigt.

Das mag sich für manche von Euch, die sich eventuell noch nicht so tiefgehend mit „esoterischen" spirituellen Sachverhalten beschäftigt haben, abgehoben oder gesponnen anhören. Egal, ob Du es so sehen möchtest, oder nicht. Die Selbstvergebung funktioniert. Falls Du Dich dieser Sicht der Dinge nicht anschließen möchtest, so nutze dieses Werkzeug einfach trotzdem. Es funktioniert auch so.

Das Vergebungsritual zitiere ich teilweise aus Reinhard Stengels Buch „Was

Finger verraten – Seelenschamanische Deutung von Krankheiten und Blockaden", © 2013 Schirner Verlag, Darmstadt, S.147–148.:

„Setze dich bequem und aufrecht hin. Schließe deine Augen, und fokussiere dich auf dein Herzchakra. Atme in deinen Brustbereich hinein, und stelle dir bei jedem Atemzug vor, wie eine Kugel aus goldenem Licht in deinem Herzchakra wächst. Mit jedem Atemzug wird sie größer. Spüre, wie sie sich ausdehnt und dich nach und nach ganz erfüllt. Bade in diesem goldenen Licht. Entspanne ein paar Minuten in diesem Leuchten."
Visualisiere, wie Du Dir selbst gegenüber sitzt, oder stehst. Lasse all Deine Liebe aus Deinem Herzen mit in die Energiekugel fließen.
„Halte dabei weiterhin das innere Leuchten der goldenen Kugel präsent. Stelle dir vor, wie" Du Dir „gegenüber sitzt. Führe nun deine Hände wie eine offene Schale zu deiner Brust (du kannst das in Gedanken oder auch wirklich machen), umfasse leicht die goldene Kugel und überreiche sie langsam deinem" Selbst Dir gegenüber. „Schenke ihm dieses innere Strahlen, und sage dabei :'Danke, dass ich das erleben durfte. Danke, dass ich diese Verletzungen erfahren durfte." Ich vergebe mir, ich vergebe Dir. „Ich segne dich'. Mache das ein paar Mal, entweder nur in Gedanken oder leise sprechend, so lange, wie es sich gut für dich anfühlt. Atme dann dreimal kraft- und geräuschvoll durch den Mund aus, und öffne deine Augen."

Die Dankbarkeit, daß das Negative erfahren werden durfte ist neben der Vergebung entscheidend für die Wirksamkeit dieses Rituals. Hättest Du das Negative nicht erfahren, bestünde nicht diese Möglichkeit der Weiterentwicklung Deines Bewußtseins. Gerade die Fähigkeit, Schweres und „Dunkles" anzusehen und loszulassen bringt Dich in Deiner jetzigen Inkarnation mit Sicherheit ein Stück weiter.

Sofern Du nicht nur Dir, sondern einer anderen Person vergeben möchtest, dann stelle Dir diese Person als Dein Gegenüber vor. Auch und gerade in diesem Fall ist die Selbstvergebung in „Ich vergebe mir, ich vergebe Dir" wichtig. Hier sind es meist falsche Annahmen über die zugrundeliegende Situation, die der Selbstvergebung bedürfen.

Selbstprogrammierung

Die Selbstprogrammierung kann aus zwei Teilen bestehen. Soweit möglich habe ich auf „statt" Formulierungen verzichtet. Es gibt also relativ selten unerwünschte Glaubenssätze in diesem Buch, welche gelöscht oder deaktiviert werden sollen. Das hat damit zu tun, daß diese exakt passen sollten, was aus einem Buch für den individuellen Fall heraus selten der Fall ist. Durch die Summe der Selbstbehandlungen sollten negative Glaubenssätze mit der Zeit von selbst „gehen".
Löschung eines unerwünschten Musters („statt"-Formulierung):

Stelle Dir ein Dreieck vor. Auf den Rand dieses Dreiecks schreibst Du den unerwünschten Glaubenssatz. Laß diese Schrift vor Deinem geistigen Auge in allen Regenbogenfarben schillern und wie eine Laufschrift drei Mal im Uhrzeigersinn um das Dreieck laufen. Dann zünde in der Mitte des Dreiecks eine Bombe, die bildlich den alten Glaubenssatz zerfetzt. Kehre die Reste zusammen und entsorge sie im Mülleimer.

Die gewünschte Affirmation verankerst Du so:

Verinnerliche die gewünschte Affirmation, die den alten Glaubenssatz ersetzen soll. Spreche diesen LAUT zwölf Mal nacheinander, während Du mit offenen oder geschlossenen Augen diese von ganz links nach ganz rechts und zurück pendeln läßt. Bitte bewege die Augen bewußt so weit es schmerzfrei möglich ist. Deine Augen können sich gerne auch schneller von links nach rechts bewegen, als Du die Affirmation sprechen kannst. Im Sekundentakt ist optimal. So werden am Ende die Augen vermutlich öfter von links nach rechts und umgekehrt gependelt sein, als Du die Affirmation gesprochen hast.

Angstlösung

Bei der Angstlösung gibt es eine gewisse Hürde. Damit diese optimal und effektiv funktioniert, benötigen wir möglichst das ursächliche Ereignis für Deine Angst. Dabei ist es egal, ob es sich um eine Existenzangst, oder eine Verlustangst handelt. Daher teile ich diese Anleitung in zwei Teile. Der erste Teil versucht Dich in die Ursprungssituation zu führen. Der zweite Teil hilft Dir, die Angst selbst zu lösen. Sollte es Dir nicht gelungen sein, bis zur Angstauslösenden Situation vorzudringen, dann verwende eine Situation, in der die Angst auftritt und spürbar ist.

Den Ursprung der Angst kannst Du mit dieser Traumreise finden. Da sie zu umfangreich ist, um sie sich zu merken und dann durchzuführen, bitte doch jemanden in Deinem Umfeld, sie Dir vorzulesen. Vielleicht kannst Du den Text auch langsam auf Band, Diktiergerät, oder auch die Aufnahmefunktion Deines Smartphones sprechen und ihn dann ablaufen lassen.

Die Angstlösung ist mit dem Ursprungsereignis effektiver. Sofern dieses Ereignis nicht gefunden werden kann, verwende ein Ereignis, das in der Vergangenheit die fragliche Angst (meist Verlustangst, oder Existenzangst) ausgelöst hat. Sollte es sich um ein starkes Trauma handeln, versuche in Deiner Vorstellung eine Beobachterperspektive einzunehmen, damit Dich die Gefühle nicht übermannen können. Nicht das Fühlen der Emotionen ist für die Lösung nötig, es ist die Erinnerung, die von der Angst abgekoppelt wird.

Bitte erforsche vorher für Dich, ob du Dich an die angstauslösende Situation erinnern kannst, oder nicht. Falls Du Dich erinnern kannst, verwende diese Variante der Traumreise:

Lege Dich entspannt hin. Decke Dich zu und lege Dir ein Kissen unter den Kopf. Mache es Dir bequem.
Entspanne Dich. Die Entspannung, die Du jetzt brauchst, ist jetzt schon an

einem Körperteil von Dir spürbar. Dies ist Deine linke Hand. Ein Punkt in der Mitte Deiner linken Handfläche ist jetzt schon warm, weich und entspannt.

Diese Entspannung beginnt jetzt sich auszudehnen. Sie dehnt sich aus auf Deine ganze linke Handfläche. Auch diese ist jetzt warm und völlig entspannt. Diese warme, weiche Entspannung ergießt sich jetzt weiter über Deine ganze Hand. Die Finger. Den Handrücken.

Langsam dehnt sich diese wunderbare, warme Entspannung über Deinen Unterarm aus. Sie schwappt durch Deinen Ellenbogen und erfaßt Deinen linken Oberarm.

Dein ganzer linker Arm ist jetzt wohlig weich, warm und entspannt. Und während Dein Körper immer tiefer in die Entspannung kommt, bleibt Dein Geist doch hell und wach.

Diese warme, weiche Entspannung ergießt sich jetzt wie ein Wasserfall in Deinen ganzen Körper. Sie füllt ihn völlig aus. Von den Zehenspitzen bis zu den Haarspitzen.

Sowie Dein ganzer Körper mit Entspannung ausgefüllt ist, atme einmal ganz tief durch.

Dein ganzer Körper ist jetzt entspannt, warm und wohlig weich. Dein Geist ist dabei wach und klar.

Ein weiterer Körperteil ist jetzt in seiner Entspannung spürbar. Es ist ein Punkt in der Mitte Deiner rechten Handfläche.

Auch dieser Punkt ist warm und entspannt weich. Er breitet sich auf die gesamte Handfläche aus.

Die wohlige, weiche Entspannung breitet sich über Deine ganze Hand aus. Sie erreicht das Handgelenk und ergießt sich in den rechten Unterarm. Den Ellenbogen.

Warme Entspannung spült durch den Oberarm und ergießt sich durch Deine rechte Schulter in den ganzen Körper. Dieses wohlige Gefühl füllt daraufhin den ganzen Körper aus. Von den Zehenspitzen zu den Haarspitzen.

Sowie Dein ganzer Körper ausgefüllt ist, atme einmal tief und fest durch.

Visualisiere jetzt eine Situation, die Deine Angst auslöst, oder auslösen würde. Betrachte das Gefühl dabei.

Sowie Du in der Situation bist, halte diese gedanklich fest. Wie ein Standbild *am Videorecorder. Jetzt beginne mit geschlossenen Augen, diese von links nach rechts zu pendeln und umgekehrt. So weit es geht nach links und so weit es geht nach rechts. Halte Dein Standbild dabei ganz fest und pendle die Augen möglichst 21 Mal.*

Jetzt stelle Dir Dein Standbild auf einem Fernseher vor, der sich etwas von Dir entfernt.

Und ziehe den Stecker dieses Fernsehers. Beobachte, wie das Bild schlagartig verschwindet. Mache Dir klar: es kommt nicht wieder. Mache Dir klar: die Verbindung ist gelöscht!

Nimm ein paar tiefe Atemzüge, rekle und strecke Dich und komme bewußt ins Hier und Jetzt zurück. Schlage dir Augen auf.

Falls Du die oder eine angstauslösende Situation nicht erinnern kannst, verwende die folgende Traumreise:

Lege Dich entspannt hin. Decke Dich zu und lege Dir ein Kissen unter den Kopf. Mache es Dir bequem.

Entspanne Dich. Die Entspannung, die Du jetzt brauchst, ist jetzt schon an einem Körperteil von Dir spürbar. Dies ist Deine linke Hand. Ein Punkt in der Mitte Deiner linken Handfläche ist jetzt schon warm, weich und entspannt.

Diese Entspannung beginnt jetzt sich auszudehnen. Sie dehnt sich aus auf Deine ganze linke Handfläche. Auch diese ist jetzt warm und völlig entspannt. Diese warme, weiche Entspannung ergießt sich jetzt weiter über Deine ganze Hand. Die Finger. Den Handrücken.

Langsam dehnt sich diese wunderbare, warme Entspannung über Deinen Unterarm aus. Sie schwappt durch Deinen Ellenbogen und erfaßt Deinen linken Oberarm.

Dein ganzer linker Arm ist jetzt wohlig weich, warm und entspannt. Und während Dein Körper immer tiefer in die Entspannung kommt, bleibt Dein Geist doch hell und wach.

Diese warme, weiche Entspannung ergießt sich jetzt wie ein Wasserfall in Deinen ganzen Körper. Sie füllt ihn völlig aus. Von den Zehenspitzen bis zu den Haarspitzen.

Sowie Dein ganzer Körper mit Entspannung ausgefüllt ist, atme einmal ganz tief durch.

Dein ganzer Körper ist jetzt entspannt, warm und wohlig weich. Dein Geist ist dabei wach und klar.

Ein weiterer Körperteil ist jetzt in seiner Entspannung spürbar. Es ist ein Punkt in der Mitte Deiner rechten Handfläche.

Auch dieser Punkt ist warm und entspannt weich. Er breitet sich auf die gesamte Handfläche aus.

Die wohlige, weiche Entspannung breitet sich über Deine ganze Hand aus. Sie erreicht das Handgelenk und ergießt sich in den rechten Unterarm. Den Ellenbogen.

Warme Entspannung spült durch den Oberarm und ergießt sich durch Deine rechte Schulter in den ganzen Körper. Dieses wohlige Gefühl füllt daraufhin den ganzen Körper aus. Von den Zehenspitzen zu den Haarspitzen.

Sowie Dein ganzer Körper ausgefüllt ist, atme einmal tief und fest durch.

Vor Dir steht ein Zug. Besteige diesen Zug und nimm an einem Fenster Platz.

Der Zug rollt an und fährt rückwärts. Du siehst aus dem Fenster und siehst Dein Leben rückwärts an Dir vorbeiziehen. Situation um Situation kannst Du erkennen.

Der Zug wird genau an der Situation zum Halten kommen, die Deine Angst, welche hier und jetzt gelöst werden soll, ausgelöst hat.

Betrachte die Situation und präge sie Dir ein.

Sobald Du Dir die Situation vergegenwärtigt hast, setzt sich der Zug wieder in Bewegung und bringt Dich zurück ins Heute.

Du verläßt den Zug.

Stelle Dir jetzt die gefundene, angstauslösende Situation vor.

Sowie Du in der Situation bist, halte diese gedanklich fest. Wie ein Standbild am Videorecorder. Jetzt beginne mit geschlossenen Augen, diese von links nach rechts zu pendeln und umgekehrt. So weit es geht nach links und so weit es geht nach rechts. Halte Dein Standbild dabei ganz fest und pendle die Augen möglichst 21 Mal.

Jetzt stelle Dir Dein Standbild auf einem Fernseher vor, der sich etwas von Dir entfernt.

Und ziehe den Stecker dieses Fernsehers. Beobachte, wie das Bild schlagartig verschwindet. Mache Dir klar: es kommt nicht wieder. Mache Dir klar: die Verbindung ist gelöscht!
Nimm ein paar tiefe Atemzüge, rekle und strecke Dich und komme bewußt ins Hier und Jetzt zurück. Schlage dir Augen auf.

Möglicherweise mußt Du diese Angstlösung mehrmals machen. Das hängt auch etwas von Deiner Übung im Zusammenhang mit Visualisierungen ab. Wichtig ist, daß Du das Bild Deiner Situation kontinuierlich von Beginn bis zum Ziehen des Steckers halten kannst. Je besser die Situation selbst paßt, oder am Ursprung der Angst ist, desto effektiver diese Auflösung.

Wahrnehmungsübung

Hilfreich für die persönliche Entwicklung ist es, sich selbst, das heißt seinen Körper bewußt fühlen zu können. Die folgende Meditation soll helfen, das Körpergefühl zu verbessern. Hilfreich ist dieses nicht nur für die Wahrnehmung von Krankheit und Gesundheit, sondern auch für die Vertiefung von Wohlgefühl, Glücksgefühlen, aber auch Trauer. Diese Gefühle dürfen alle sein! Sie signalisieren uns die Themen, die uns gerade beschäftigen sollten, was unserer Seele gerade wichtig ist. Da unsere Seele eine wesentlich umfassendere Existenz darstellt, als unser physisches Sein auf dieser Erde, ist das wichtig. Vorgänge, derer wir rechtzeitig bewußt werden, müssen nicht erst als sogenannte Krankheit ins Körperliche sinken.

Die Wahrnehmungsübung teile ich in zwei völlig unterschiedliche Bereiche auf. Wesentlich für den Erfolg der Selbstbehandlungen ist die verbesserte Körperwahrnehmung. Der zweite Teil beschäftigt sich mit der Wahrnehmung von Energien und ist wiederum hilfreich für die Selbstbehandlung der Chakren. Aber ACHTUNG! Wenn Du regelmäßig, oder mehrfach diese Wahrnehmungsübung machst, wird es Dir nicht mehr gelingen, so „ignorant" durch diese Welt zu laufen. Sachverhalte, die Du jetzt noch ignorieren kannst, die Du vielleicht gar nicht wahrnimmst (jedenfalls nicht bewußt), kannst Du dann nicht mehr ignorieren. Dein Leben wird sich also auf jeden Fall verändern. Du wirst aber am Ende dieses Kapitels, beim „Selbstschutz" wiederum Übungen finden, mit denen Du die erlangte höhere Sensibilität „ausgleichen" kannst. Höhere Sensibilität und Eigenwahrnehmung ist aber unvermeidbar, wenn Du Dein Verhalten und Deine Verhaltensmuster verändern willst. Diese sind ja durch eine gewisse „Blindheit" an manchen Stellen mit entstanden. An diesen Stellen dürfen jetzt die Augen aufgemacht und darf hingesehen werden.

Übung zur Verbesserung der Körperwahrnehmung:
Jede mit Absatz begonnene Zeile stellt eine Pause dar. Der Erfolg der vorigen Zeile sollte sichergestellt, oder zumindest beim Lesen eine ausreichende Pause gemacht werden.

Lege Dich bequem hin und decke dich eventuell zu. Du solltest die nächsten etwa zehn Minuten nicht gestört werden und Dich entspannen und konzentrieren können. Nimm eventuell diese Übung auf, oder lasse sie dir langsam vorlesen.

Konzentriere Dich auf Deine Zehen. Fühlen sie sich warm an? Sind sie kalt? Versuche jeden einzelnen, beginnend mit dem großen Zeh auf der linken Seite wahrzunehmen.

Dann den nächsten Zeh am linken Fuß.

Dann den nächsten.

Den nächsten.

Den kleinen Zeh am linken Fuß.

Jetzt versuche, alle Zehen am linken Fuß im Fokus zu behalten.

Ergänze Deine Wahrnehmung nun um den restlichen linken Fuß. Wie fühlt sich Deine Fußsohle an? Wo liegt der Fuß auf der Unterlage auf?

Dein Fußrücken?

Nehme jetzt Dein Fußgelenk am linken Fuß wahr. Ist es angespannt? Schmerzt es? Oder fühlt es sich wohl?

Du nimmst jetzt den ganzen Fuß und das Fußgelenk wahr. Erweitere Deine Wahrnehmung jetzt um den Unterschenkel. Fühle, wie Dein Unterschenkel vom Untergrund aufgenommen wird. Vielleicht fühlst Du Deine Decke auf dem Schienbein?

Dein linkes Knie darfst Du jetzt mit einschließen in Deine Wahrnehmung. Liegt es entspannt da? Kneift es irgendwo?

Ist Dein linker Oberschenkel auch entspannt? Fühlst Du Deine Decke oben darauf? Wo überall liegt er auf Deinem Untergrund auf? Fühlst Du Wärme? Kälte?

Nehme jetzt den großen Zeh am rechten Fuß hinzu, während Du das ganze linke Bein auch noch wahrnehmen kannst!

Den nächsten Zeh am rechten Fuß nimmst Du jetzt wahr.

Den nächsten Zeh.

Den nächsten Zeh.

Den kleinen Zeh am rechten Fuß.

Den ganzen rechten Fuß und das linke Bein kannst Du jetzt fühlen.

Auch das rechte Fußgelenk.

Auch den rechten Unterschenkel.

Auch das rechte Knie mitsamt Oberschenkel.

Du nimmst jetzt beide Beine vollständig wahr. Wo sie kalt sind. Wo sie warm sind, wo entspannt oder angespannt. Wo Du aufliegst, oder auch Deine Kleidung oder Decke Dich berührt.

Ergänze Deine Wahrnehmung jetzt durch Deine Genitalien.

Dein ganzes Becken nimmst Du jetzt wahr. Die Hüften, den Po.

Die ganze untere Körperhälfte kannst Du jetzt vollständig spüren. Mache jetzt nochmal eine Bestandsaufnahme und gehe alles durch. Von den Zehen zum Becken.

Ergänze nun Deinen Rücken. Langsam vom Becken weg bis zu den Schultern nimmst Du die einzelnen Wirbel wahr und in ihrer Höhe Deine Auflageflächen auf der Unterlage. Spüre in verspannte oder schmerzende Stellen hinein. Versuche dort Entspannung zu realisieren, indem Du an diese Stellen hin atmest.

Sobald der Rücken vollständig in Deine Wahrnehmung integriert ist, nehme die Seiten, Bauch und Brust hinzu. Hier zuerst die Seiten, dann den Bauch von unten nach oben. Fühle, wie sich mit jedem Atemzug Dein Bauch bewegt. Wie Dein Zwerchfell und Deine Brust. Lasse los und fühle, wie Du geatmet wirst. Dein Körper macht das für Dich. Du darfst die Kontrolle abgeben und einfach beobachten.

Wie fühlt sich Deine Speiseröhre an? Dein Magen? Spürst Du ihn? Ist er voll? Hast Du vielleicht Hunger? Unterhalb des Zwerchfells ist links die Bauchspeicheldrüse. Möglicherweise kannst Du diese wahrnehmen? Rechts davon sind Leber und Gallenblase. Zeigen sich dort Wahrnehmungen? Kannst Du Deinen Darm gluckern hören? Arbeitet er gerade? Dein Zwerchfell massiert beim Atmen die Organe. Du kannst womöglich auch Deine Bronchien spüren? Wie sie die Luft in die Lungenflügel verteilen und beim Ausatmen wieder zusammenführen? Wie schlägt Dein Herz? Fühlst Du die Liebe, die es mit jedem Schlag in den Körper schickt? Nimm Dir einen Moment Zeit und danke Deinem Herz, daß es so unermüdlich für Dich und Deinen Körper schlägt.

Du fühlst nun Deine Beine, das Becken und den gesamten Oberkörper. Alles auf einmal und zusammen.

Dehne deine Wahrnehmung nun auf die Arme und Hände aus. Nehme wahr, wo sie auf Deiner Unterlage aufliegen. Wo sie warm sind, oder kalt. Wo angespannt oder entspannt.

Fühle Deinen Hals. Deine Halswirbelsäule, die Halsmuskulatur.

Was spürst Du, wenn Du schluckst? Welche Muskeln arbeiten? Geht das leicht? Hängt Dir ein Kloß im Hals?

Wie fühlt sich schließlich Dein Kopf an? Drückt Deine Unterlage am Hinterkopf? Wie fühlen sich Deine Haare an? Wo spürst Du diese überall? Ist Deine Stirn entspannt, oder in Falten? Lasse dort jetzt los. Was ist mit Deinen Brauen? Den Augen? Kannst Du diese entspannt geschlossen lassen, oder zucken Deine Lider? Juckt die Nase?

Wie fühlt sich Dein Mund an? Spürst Du Deine Zunge und die Zähne?

Fühle dem Puls nach. Wo überall kannst du ihn wahrnehmen?

Spüre, wie Dein Puls im ganzen Körper die Liebe Deines Herzens verbreitet. Versuche, diese Liebe wahrzunehmen.

Du darfst Dich selbst lieben! Verstärke das Gefühl der Liebe und nehme die Veränderungen in Deinem Körper wahr.

Spüre noch ein paar Minuten in Dich hinein, bevor Du mit mehreren tiefen Atemzügen langsam ins Hier und Jetzt zurückkehrst.

Für die Zwecke der Selbstheilung nach den in diesem Buch beschriebenen archetypischen Verhaltensmustern genügt die zuvor beschriebene Wahrnehmungsübung. Die weiteren Übungen sind „Kür". Sie erschließen Dir höchstens eine neue Welt.

Übungen zur Verbesserung der Wahrnehmung von Energien:

Zunächst versuchen wir es mit „irdischen" Energien in Form von elektrischem Strom. In unseren Häusern sind Stromleitungen meist unter Putz verlegt. Die Wände werden aufgeschlagen, ein Kunststoffrohr darin verlegt, in das dann Kupferleitungen gezogen werden. Ob das Licht gerade an ist, oder nicht, man kann die Abstrahlung dieser Stromleitungen mit den Händen wahrnehmen. Die Zuleitung zu einem Schalter, oder einer Steckdose findet meist von den Seiten, von unten oder oben statt. So kannst Du im Abstand von ein paar Zentimetern von Schalter oder Steckdose das Suchen beginnen.

Wenn wir annehmen, daß da eine horizontal verlaufende Leitung sein könnte, bewege Deine Hand langsam vertikal über den vermuteten Verlauf der Leitung. Konzentriere Dich nur auf Deine Hand. Schließe eventuell die Augen dabei. Du kannst Veränderungen in Deiner Hand wahrnehmen, wenn Du in die Nähe der Stromleitung kommst. So kannst Du die Bereiche über und unter dem Schalter oder der Steckdose mit horizontalen Bewegungen und links und rechts neben dem Schalter oder der Steckdose mit vertikalen Bewegungen abscannen. Meist sind Leitungen geradlinig verlegt, können aber auch (meist) im rechten Winkel abzweigen, oder die Richtung ändern. Wenn Du ausgehend von dem Schalter oder der Steckdose die Leitung gefunden hast, folge dieser und laß Dich überraschen, wo dann Richtungsänderungen, oder Verzweigungen sind.

Der Klassiker unter den Übungen zur Wahrnehmung von feinstofflichen Energien ist die Energiekugel:

Setze Dich bequem, möglichst mit aufrechtem Oberkörper auf einen Stuhl. Entspanne Dich. Atme ein paar Mal tief durch. Schließe die Augen und erlaube Deinem Unterbewußtsein Dir Deine eigene feinstoffliche Energie fühlbar zu machen, sie Dir zu zeigen.

Halte Deine Hände etwa handtellerbreit parallel voneinander vor Dir. Stelle Dir vor, wie Du aus Deinem Herzen Energie fließen läßt. Durch Deine Arme zu Deinen Händen. Diese Energie tritt durch Deine Handteller aus und formt zwischen Deinen Händen einen Energieball. Womöglich kannst Du diese Energie vor Deinen geschlossenen Augen sehen?
Bewege jetzt sachte die Hände auseinander und wieder aufeinander zu. Fühlst Du den sachten Widerstand? Es ist nur ein Hauch.
Lasse zu, daß Dir Dein Unterbewußtsein beim aufeinander zu bewegen der Hände die Größe der Energiekugel durch diesen leichten Widerstand anzeigt.
Halte dann an dieser Stelle inne.
Wiederhole das Auseinander und wieder Zusammenbringen der Hände und das Stoppen an der Grenze der Energiekugel. Zeige Deinem Unterbewußtsein damit, daß Du die von ihm wahrgenommenen Dinge annimmst und Dich darauf verläßt.
Nachdem Du das einige Male geübt hast, gib mehr Energie in Deine Hände und versuche die Kugel noch größer werden zu lassen. Taste dann die Kugel auch mal von anderen Seiten, nicht nur von rechts und links. Du kannst mit etwas Übung die Rundung der Kugel spüren.
Probiere aus, wie groß Du die Energiekugel erschaffen kannst, so daß Du sie gerade noch wahrnehmen kannst.

Alles hat eine Aura. Alle Dinge und Wesen. Jeder Stein ist ein Wesen, jeder Baum. Jede Pflanze, jedes Tier. Jeder Ort hat seine ihm eigene Energie, auch jedes Gebäude. Vom Menschen Geschaffenes trägt viel von der Energie der erdenkenden und erschaffenden Menschen in sich. Alles hat eine Aura. Diese kann man spüren und mit etwas Übung auch sehen. Im Rahmen dieses Buches konzentrieren wir uns auf das Spüren.

An dieser Stelle nochmal ein Hinweis: Sofern Du Dich auf das Erspüren von Energien, besonders von Auren einläßt, gibt es keinen Weg mehr zurück. Es wird Dir kaum möglich sein, einen Baum verstümmelt oder gefällt zu sehen, wenn Du einmal intensiv die wohltuende Ruhe und den Einfluß eines

Naturwesens, wie eines Baumes gefühlt hast. Wir sind wahrhaft mit allem verbunden. Je tiefer Du in die Wahrnehmung der Naturwesen um Dich herum eingetaucht bist, desto schlechter kannst Du mit deren Mißachtung und Auslöschung leben! Das fühlt man dann regelrecht körperlich, was den Naturwesen angetan wird und wurde.

So, wie wir vor dem Fühlen einer Aura zunächst Deine Hand in ihrem jetzigen Zustand wahrnimmst, nimm vor dem Fühlen der Energie eines Ortes Deinen ganzen Körper wahr. Wie fühlt sich Dein Kopf an? Dein Hals? Dein Oberkörper? Das Becken? Die Arme und Beine? Dann gehe in dieser Beobachtung mal über einen Friedhof, durch eine Kirche, oder eine Stadt, oder Wohnung! Beobachte, was sich in Dir verändert. Gerade Kirchen können enorm starke – auch negative (!) – Energien haben. Doch zurück zur Wahrnehmung einer Aura:

Nähere Dich dem Objekt, oder der Person, deren Aura Du fühlen möchtest. Reibe eventuell die Handflächen aneinander, so daß diese warm werden. Das erhöht die Sensibilität. Strecke Deine Fühlhand (ja, nicht jede Hand ist bei Dir gleich empfindlich) vor, nehme war, wie sie sich jetzt anfühlt und nähere Dich dem Objekt, oder der Person weiter. Bitte Dein Unterbewußtsein den Dir schon bekannten Widerstand zu zeigen, damit Du die Grenzen der gewünschten Aura fühlen kannst.

Es kann immer vorkommen, daß die Aura in verschiedenen Höhen unterschiedlich dick/breit ist. Prüfe gerade bei Menschen also am Kopf, Oberkörper, Becken und Beinen, bis zu den Füßen hinunter. Prüfe auch von jeder Seite. Oftmals wirst Du feststellen, daß Deine Hände Dir nicht nur die Grenze der Aura anzeigen können, sondern auch mal warm und mal kalt werden. Dann spürst Du bei den kalten Stellen schon die Qualität der Aura, welche hier wohl gerade eine Blockade, oder einen Energiemangel hat.

Wurzelübung

Das Wurzelchakra ist mit der Erdung als Bindung an das „Normale" verknüpft. Ebenso hat das Wurzelchakra aber mit der Erdkraft als nährende und Kraft gebende Energie zu tun. Wenn jemand nicht in Schwung kommt, nicht ins Tun, ist oft das Wurzelchakra blockiert. Auch bei phantastischen Höhenflügen, die nichts mit Umsetzbarkeit, oder der Realität gemein haben, finden sich oft Blockaden im Wurzelchakra.

Diese Übung hilft, diese Blockaden zu lösen.

Nimm Dir ein paar Minuten Zeit. Entspanne Dich. Stelle Dich hin. Gerne darfst Du barfuß sein, im Wald, oder auf einer Wiese stehen.
Gehe mit Deiner Aufmerksamkeit in Deinen Atem. Lasse Deine Atmung einfach geschehen. Kontrolliere nicht, forciere nicht. Beobachte.
Jetzt stelle Dir vor, wie aus Deinen Füßen Wurzeln wachsen. Fühle, wie diese Wurzeln ins Erdreich greifen und sich dem Erdmittelpunkt entgegen recken.
Fühle die liebevolle Kraft, die Mutter Erde Dir durch Deine Wurzeln schickt. Atme diese Kraft durch Deine Beine bis in Dein Becken ein. Weiter die Wirbelsäule hoch, durch Deinen Solarplexus, Dein Herz, Deinen Kopf und Deinen Scheitel.
Aus Deinem Scheitel sprudelt diese Kraft, diese Energie jetzt wie ein Wasserfall und läuft an Dir herab.
Spüre, wie Dich die Energie von Mutter Erde jetzt ganz erfüllt und einhüllt.
Bitte Dein höheres Selbst, diese Energie von Mutter Erde zur Heilung Deiner Erdung zu verwenden.

Chakren „heilen" und verbinden

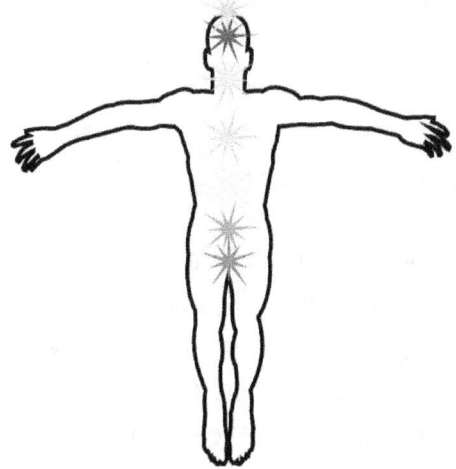

Dieser Teil besteht eigentlich aus zwei Aufgaben. Einerseits geht es um die Reinigung der Chakren, andererseits kann es nach umfangreichen Lösungen sein, daß einzelne Chakren regelrecht „zu" machen, also ihre Größe verändern, sowie ihre Drehung und Drehrichtung. Die „Größe" hat hierbei mehr mit der Art meiner Visualisierung und dem sich bei mir einstellenden Gefühl zu tun, wenn ich mich in meine Chakren, oder die Chakren von Klienten einfühle.

Gerade bei der Arbeit mit den Chakren ist die Visualisierung wichtig. Um entscheiden zu können, ob oder auch was an einem Chakra getan werden muß, wird eine Bestandsaufnahme (wie unten beschrieben) benötigt. Dabei ist es hilfreich, sich zu entspannen, möglichst hinzulegen. Ruhe sollte herrschen, Störungen sollten vermieden werden.

Wenn es für Dich nur sieben Chakren gibt, dann orientiere Dich an diesem System. Gibt es für Dich zwölf, oder mehr Hauptchakren, dann verwende dieses System. Ich für mich nehme die sieben Hauptchakren, plus

Zentralchakra mitten im Herzchakra, plus AlterMajor-Chakra unter der Nase, plus Stirnchakra über dem dritten Auge an mir selbst wahr. Somit sind es bei mir zehn Chakren. Bei dieser Übung bitte ich Dich, alle Chakren oberhalb des AlterMajor-Chakras, also der Nase, wegzulassen. Da sollte nur herangehen, wer mehr Erfahrung im Umgang mit seinen Energiezentren hat.

Beim Visualisieren und Bearbeiten der Chakren bitte ich Dich, immer beim Wurzelchakra zu beginnen und von unten nach oben zu arbeiten. Mache dies bitte auch so, wenn oben im Buch nur bestimmte Chakren genannt sind, welche Blockaden aufweisen sollten. Bei dieser Vorstellung der Chakren achte bitte auf die Farbe, die Größe und auf „Dreck". Eventuell kannst Du auf einem Teil des Chakras dunkle Flecken wahrnehmen, oder möglicherweise auch andere Verunreinigungen. Die Profis unter Euch werden jetzt eventuell auch noch auf die Drehrichtung achten wollen. Diese könnte aber, wie die Farbe, individuell sein, weshalb ich hier nicht darauf eingehe.

Das Wurzelchakra könnte möglicherweise etwa so aussehen:

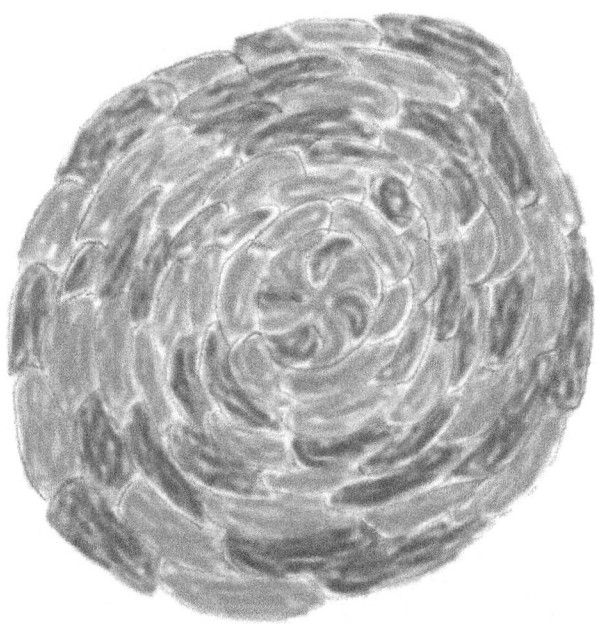

Abbildung 1: Wurzelchakra-von Stefan Scholz

Wenn Du nun im Geiste Deine Hand daneben hältst, wäre eine Größe unterhalb der Größe Deines Handtellers zu klein. Gut wäre eine Größe über Handteller und bis zu Handtellergröße plus gespreizten Fingern. Wie oben bereits erwähnt hat das mit der Größe mit meiner Visualisierung zu tun. Viele nehmen die Chakren als sich nach außen öffnende Kegel wahr. Wenn man gedanklich von oben in diese hinein sieht, paßt mein Bild wieder. Nehmen wir an, Du findest Verunreinigungen auf Deinem geistigen Bild des Chakras. Dann nimm mit viel Liebe im Herzen Deine geistige Hand und streiche diese Verunreinigung sanft herunter oder greife sie und ziehe sie heraus. Sehr sensible Menschen spüren regelrecht, wie dann Schwere oder andere negative Gefühle den Körper verlassen.

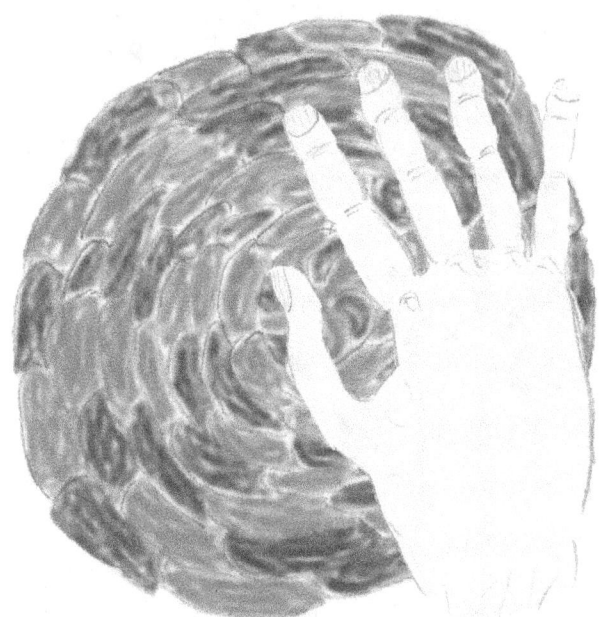

Abbildung 2: Wurzelchakra

und Hand von Stefan Scholz

Nach der Reinigung versuche bitte, wieder ganz liebevoll und vorsichtig ein zu kleines Chakra zu vergrößern. Das könnte dadurch erfolgen, daß Du sanft an den Rändern ziehst oder von innen nach außen streichst.

Kennst Du den Klang einer Klangschale? Was den gesamten Prozess erleichtern kann ist die Vorstellung einer in der Tonhöhe auf das Chakra angepaßten Klangschale. Variiere den Ton in Deiner Vorstellung, bis er sich für Dich passend für das jeweilige Chakra anhört. Tendenziell wird das Wurzelchakra eher einen recht tiefen Ton und je höher das Chakra an Deinem Körper gelegen ist, einen höheren Ton haben. Gehe aber auch hier nach Deinem Gefühl. Es wird sich dann stimmig anfühlen, wenn Du die richtige Schwingung getroffen hast. Diese Ergänzung mit dem Klang wirst Du als Anfänger in Visualisierung und Imagination vielleicht noch nicht hinbekommen. Die Vorstellung der Hand eventuell auch nicht. Bitte verzweifle nicht daran. Das ist nur Übungssache. Zudem hilft die Forderung mehrere Sachen parallel zu visualisieren, das Tagesbewußtsein und damit die täglichen Gedanken im Hintergrund zu lassen. Du solltest zwar körperlich entspannt, aber geistig voll konzentriert sein. Gedanken an den nächsten Einkauf dürften bei diesen Übungen kaum dauerhaft durchkommen. Und wenn doch, dann setze sie auf eine Wolke und lasse sie davonziehen. Oder lenke Dein Bewußtsein gezielt wieder auf Deine Imaginationen.

Es ist möglich, daß beim Ansehen und Bearbeiten eines Chakras plötzlich irgendwelche anderen Bilder aufkommen. Bitte ignoriere diese nicht! Nehme sie wahr und schreibe sie Dir eventuell auf. Das sind vermutlich Themen, die noch bearbeitet werden dürfen!

Alternativ können die Chakren auch wieder mit einer energetischen Heilmethode „in Ordnung" gebracht werden. Die Anweisung „Chakren reinigen, ausgleichen und alle miteinander verbinden" wäre gut. Gerne darf dieses auch in zwei Schritte unterteilt werden mit „Chakren reinigen und ausgleichen" und danach „Chakren alle miteinander verbinden".

Im Anschluß daran empfehle ich, die Meridiane und Chakren miteinander zu verbinden: „Meridiane an den richtigen Stellen mit den Chakren verbinden". Als Visualisierung ist dieser Schritt sehr kompliziert, weshalb ich diesen bisher immer (in meinem Fall) mit Kundalini-Reiki ausgeführt habe.

Selbstschutz

Wie bereits bei den Wahrnehmungsübung beschrieben, ist – zumindest aus meiner Sicht – eine Selbstheilung im Seelischen nicht ohne erhöhte Sensibilität als Begleiterscheinung möglich. Wer bewußter durchs Leben geht, sich selbst mehr beobachtet, der bekommt eben mehr von den Vorgängen in seiner Umwelt mit. Gerade auch von energetischen Einflüssen. Nicht, daß diese Einflüsse vorher nicht wahrgenommen worden waren, sie gelangten nur nicht ins Bewußtsein durch. Das Filtern von Sinneswahrnehmungen und Priorisieren dieser Wahrnehmungen ist ja die Aufgabe des Thalamus. Durch das beschäftigen mit dem Selbst und Energien ist es ja quasi gewollt, daß der Thalamus mehr „untergeordnete" Sinnesreize in die Großhirnrinde durchläßt. Dort ist laut den heutigen

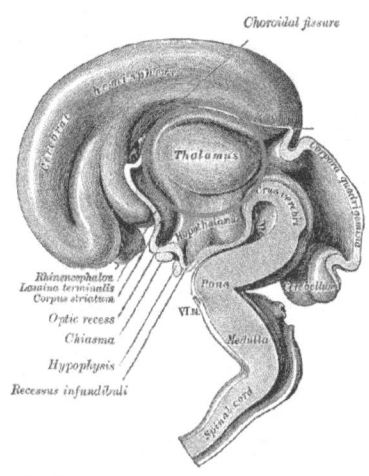

Thalamus im Gehirn; Bild gemeinfrei

Erkenntnissen der Medizin das Bewußtsein angesiedelt. Der Thalamus befindet sich am oberen Ende des Mittelhirns und stellt auch anatomisch das Tor zum Großhirn dar. Nicht umsonst wird er auch das „Tor zum Bewußtsein" genannt. Sowie wir also Wahrnehmung üben, verändert sich die Priorisierung bislang untergeordneter Sinnesreize. Dieser Vorgang kann nicht ohne Weiteres wieder ungeschehen gemacht werden.

So, genug mit halbwissenschaftlichen Betrachtungen. Was heißt das für uns? Gehe doch mal in Deine Erinnerung! Es wird immer Personen gegeben haben, deren Umgang für Dich ermüdend war. Wiederum andere Personen, bei denen ein ausführliches Gespräch Dich wach und gut gelaunt zurückgelassen hat. Neben Deinem Interesse an den im Austausch behandelten Themen spielt Deine Strategie, Deinen Energielevel zu halten und eben die des Gesprächspartners eine große Rolle in Bezug darauf, wie wach und wie gelaunt Du aus der Unterhaltung raus gehst. „Raubst" Du dem Anderen Energie, weil es Dir gelingt, seine Aufmerksamkeit zu binden, dann fühlst Du Dich gut. Hat das der Andere geschafft, so bist Du müde und ausgelaugt. Im wahrsten Sinne des Wortes! Mit Deiner Aufmerksamkeit schenkst Du Lebensenergie an Dein Gegenüber. Wilhelm Reich nannte das Orgon, die Chinesen Chi, die Inder Prana. Ist Dein Gesprächspartner in seiner Kraft und sich seines Energiehaushalts bewußt, so wird beim Wechsel des Sprechenden er wiederum Dir seine volle Aufmerksamkeit und somit auch Energie geben. In einem ausgewogenen Gespräch schaukelt sich somit mit jedem Wortwechsel die Energie auf. Beide können belebt und gut gelaunt aus dem Gespräch herausgehen. Das gilt auch für ein Gespräch mit mehreren Personen, sofern alle Beteiligten dieses Prinzip der „geschenkten" vollen Aufmerksamkeit mitmachen können. Dies sind dann enorm kreative und Gewinnbringende Diskussionen und Gespräche. James Redfield beschreibt diese und andere Zusammenhänge sehr anschaulich in seinem Buch „Die Prophezeihungen von Celestine". Das deckt sich mit meinen eigenen Erfahrungen.

Was passiert aber nun, wenn der Gesprächspartner die ihm dargebotene Energie nur nimmt und nichts zurück gibt? Dann ist er in seinem „Energiedrama", wie Redfield das nennt. Es ist sozusagen seine Dramaturgie, seine Rolle, die er sich angeeignet hat, um zu Energie, also Aufmerksamkeit zu kommen. Das benötigt man nur, wenn man nicht gelernt hat, sich selbst mit Energie zu versorgen. Und das wiederum bedeutet Selbst-Liebe! Schafft man es also in die Selbst-Liebe, kann man sich selbst ausreichend, gar im Überfluß mit Energie versorgen. Man produziert sozusagen selbst die Energie, die für das eigene Glücksgefühl ausreicht und die zusätzlich großzügig verschenkt werden kann. Und, je mehr man verschenken kann, desto besser geht es einem selbst.

Gehst Du also wach, froh und gestärkt aus einem Gespräch heraus, hattest Du es entweder mit einer Person zu tun, die sich selbst und Dich mit mit Energie versorgen konnte, Ihr habt Euch gegenseitig mit Energie versorgt und der Energielevel stieg für beide Seiten, oder Du hattest es mit einer Person zu tun, die „Kümmerer" ist. Ein Kümmerer kümmert sich um Andere und erwartet Aufmerksamkeit, also Energie im Austausch. Hast Du ausreichend Energie zurück gegeben, wird sich diese Person gerne wieder um Dich kümmern, hast Du das Drama durchschaut und dich abgegrenzt, wird sie das nicht mehr tun wollen.

Auch, wenn das mit dem Thema Selbstschutz nicht so viel zu tun hat, wäre es sinnvoll das bei Anderen beobachtete Energiedrama offen anzusprechen und damit auszuhebeln. Zumindest unterbewußt wird dem Gegenüber klar, daß das „übliche" Vorgehen nichts bringt und oftmals wird eine ganz andere Persönlichkeit zum Vorschein kommen.

Ein Schritt zu größerer Bewußtheit ist es schon, sich die eben beschriebenen Gesetzmäßigkeiten vor Augen zu halten. Bringen wir dieses in Verbindung mit den überzogenen oder unterentwickelten Ausprägungen, die oben beschrieben wurden, dann haben wir es mit Strategien zu tun an Energie zu kommen! Teilweise habe ich das ja in den Abhandlungen zu den Ausprägungen schon angesprochen. Wenn Du Deine Ausprägungen zu den Archetypen herausfindest, klärt sich für Dich, wie Du Andere benutzt, um Deinen eigenen Energielevel zu erhöhen! Deshalb steht am Ende von vielen Selbstprogrammierungen die Selbstliebe, oder die Leichtigkeit. Die Leichtigkeit hebelt den Grund zum Energieraub aus.

Um Dich vor Energieräubern zu schützen gibt es viele Hilfsmittel. Da helfen Anhänger aus bestimmten Edelsteinen, mit und ohne Symbole darauf. Das sind dann „passive" Schutzmechanismen. Diese nicht zu nutzen wäre unsinnig, sich auf sie zu verlassen wäre wieder ein Thema, bei dem man seine Eigenverantwortung abgäbe. Nämlich an den Schutzstein. Meiner Meinung nach ist die Abgabe des Schutzes meiner Person an Engel, Erzengel, oder andere Geistwesen dem gleichzusetzen. Mal ehrlich: die da oben sind die „höheren" Wesen, die den vollen Zugang zum Wissen haben. Das kommt mir so vor, als würde der Lehrling (wir) dem Meister sagen, was er zu tun hat. Wenn wir es selbst versucht haben und scheitern, können wir immer noch um Hilfe ersuchen. Mit aller Demut!!

Bewußtwerdung geht zumindest langfristig mit der vollen Übernahme der Eigen-Verantwortung und der Eigen-Macht einher. Deshalb bevorzuge ich die „aktiven" Schutzmechanismen. Aktiv deshalb, weil **ich** mich Absichtsvoll selbst schütze.

Eine kleine Auswahl an Schutzsteinen in Bezug auf negative Energien, oder Energieraub:

- schwarzer Turmalin
- Türkis
- Schungit
- Peridot
- Sodalith
- Diopsid
- Dioptas
- Achat

Schutzsymbole können die Wirkung von Edelsteinen unterstützen. Sie wirken aber auch ohne Stein, weil sie eventuell auf Metall, oder Holz angebracht sind.

1. das Pentagramm
   Es gibt Anhänger (Amulette) zu kaufen. Meiner Meinung nach effektiver ist aber, in einer scheinbar bedrohlichen Situation, oder gegenüber einem „Energieräuber" vor dem geistigen Auge das Pentagramm zu malen. Beginnend links unten mit Linie 1, ohne abzusetzen bis zum Ausgangspunkt das Pentagramm durchzeichnen.

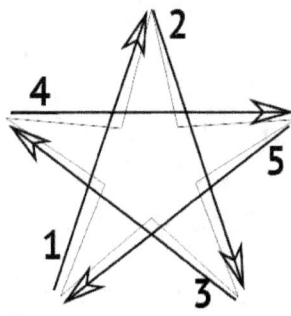

Pentagramm von
Stefan Scholz

2. Die Blume des Lebens
   Dieses Symbol ist insofern interessant, als es in den verschiedensten Zeiten und Kulturen über die ganze Welt verteilt auftaucht. Es hat allgemein harmonisierende Wirkung. Es harmonisiert angewendet auf uns also uns selbst und bringt uns in die Mitte. Da es einen Wirkkreis hat – je nach Material unterschiedlich – bezieht seine Wirkung auch Gesprächspartner und unsere direkte Umwelt mit ein.

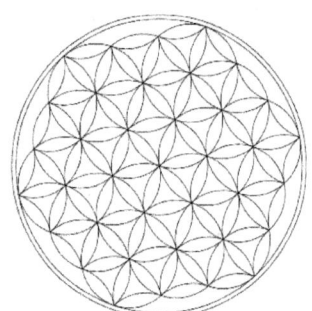

Blume des Lebens von carlotheman, openclipart.org

Weitere wirkungsvolle Schutzmaßnahmen arbeiten mit Visualisierungen. In jedem Fall geht es um das Bild einer „Schutzvorrichtung", die als Filter wirken soll. Beispielsweise könntest Du Dich in eine „Dose" aus weißem oder violettem Licht hüllen. Deine Erscheinung könnte mit einem solchen Licht über Deiner Haut umgeben sein, oder Du ziehst Dir einen Lichtmantel mit Kapuze an. Das kannst Du gleich morgens beim Aufstehen visualisieren, oder auch erst beim aus dem Haus gehen. Eben dann, wenn Du der Meinung bist, daß Du Schutz benötigst. Möglichst sollte das erfolgt sein, bevor Du mit anderen Energien in Kontakt kommst. Die beschriebene Energiehülle hat die Aufgabe nur das durch zu lassen, was zu Dir gehört. Diese Formulierung ist wichtig. Es geht nicht darum, alles abzuschirmen, was FÜR DICH ist. Manipulative Eingriffe sind für Dich gedacht (von außen), sie entsprechen aber wohl meist nicht Deinem Denken und Wollen. Das, was Deinem Denken und Wollen entspricht, gehört zu Dir, ist also schon in Dir. Das darf auch gerne kommen.

Nur, weil man sich so abschirmt, nimmt man trotzdem alles wahr, was im Außen passiert. Eine schlechte Stimmung in dem Raum, in den man eintritt, wird trotzdem wahrgenommen. Diese schlechte Stimmung wird deshalb aber nicht gleich auf Dich überspringen, Dich anstecken. Ähnlich ist das mit

Energieräubern. Du wirst merken, was da gespielt wird und zumindest deutlich weniger Schwächung erfahren. Trotzdem ist es wichtig, Achtsam mit sich selbst zu sein und zu lernen, wie mit Menschen zu verfahren ist, die Energievampirismus betreiben. Diese agieren ihr Energiekontrolldrama aus. Bei diesem muß niemand mitspielen!

Eine Schutzmaßnahme für den „akuten" Fall ist, einen auf der Spitze stehenden Kristall aus purem Licht, ähnlich einem Würfel, in seinem Körper entstehen zu lassen. Dieser soll dann zumindest so weit wachsen, daß er Dich ausfüllt. Wenn man sich auf so ein Bild stark konzentriert, ist es auch möglich sehr unangenehme Einflüsse abzublocken. Weitere Methoden wird es geben. Mir sind soweit keine wirksamen weiteren bekannt. Mache Dich selbst schlau und probiere aus, was Dir für Dich passend erscheint.

Archetypen

Carl Gustav Jung hat in seiner umfassenden Arbeit zur Psychologie unter Anderem die hier behandelten sechs Haupt-Archetypen (Grundverhaltensmuster) identifiziert. Diese sind **"Herrscher/in"**, **"Krieger/in"**, **"Weise/r"**, **"Mystiker/in"**, **"Liebende/r"** und **"Spaßvogel"**.

Jeder Mensch besitzt Merkmale aller Archetypen. Jeder Archetyp kann in überzogener, ausgewogener oder unterentwickelter Ausprägung vorhanden sein. In welchen Bereichen bist Du im Fluß ("Ausgewogen")? In welchen schießt Du über das Ziel hinaus ("Überzogen")? Zu welchen Kennzeichen eines Archetyps hast Du vielleicht ungenügenden Zugang ("Unter-entwickelt")? Ziel der Arbeit an der eigenen Persönlichkeit darf es sein, sich den ausgewogenen Ausprägungen der Archetypen anzunähern.

Herrscher

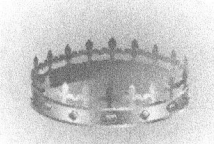

Überzogen (Tyrann)	Ausgewogen	Unterentwickelt (Sklave)
kontrollierend; diktatorisch; selbstgefällig; nach Höherem strebend; Perfektionist; überhöht das eigene Schaffen, lehnt Rat und Meinungen von Anderen ab; ermächtigt sich, seinen eigenen Weg durchzusetzen – ohne Rücksicht	Sicher; entscheidungsfreudig; gerecht; Andere unterstützend; übernimmt Verantwortung; hat Visionen und etabliert diese bei Anderen; wegweisend; Ordnung schaffend; setzt nachvollziehbare und positive Grenzen. Ziel: Frieden und Wohlstand (auch im übertragenen Sinn) in seinem/ihrem Umfeld	Verantwortung und Treffen von Entscheidungen vermeidend; macht auf die Fehler der Anderen aufmerksam (lenkt von den eigenen Fehlern ab); ohne Vision und eigene Ausrichtung, ist eher Verwalter; paranoid; sucht verzweifelt nach Lob und Respekt durch Andere

Notiere hier Deine Ausprägungen für den Archetyp Herrscher/In – möglichst mit einem radierbaren Stift. Diese Ausprägungen dürfen sich ja mit der Zeit verändern...

Überzogen (Tyrann)	Ausgewogen	Unterentwickelt (Sklave)

Überzogene Ausprägungen:

kontrollierend:

Hinter übermäßiger Kontrolle steckt meist Angst und Unsicherheit. Die Illusion, das Geschehen unter Kontrolle zu haben vermittelt Sicherheit, die sonst nicht empfunden werden kann. Natürlich ist das immer eine Scheinsicherheit. Sie wird aber benötigt, um die eigenen Existenzängste und fehlendes Ur- und Selbstvertrauen zu kompensieren. Nimmt man kontrollierenden Menschen die Möglichkeit der Kontrolle, erleben sie dieses eben als Kontrollverlust und fühlen sich ohnmächtig ausgeliefert. Die stärksten Blockaden dürften das Solarplexuschakra, dann erst das Herz- und Sakralchakra betreffen.

Selbstbehandlungen:
- Spiegelübung
- Vergebungsübung primär als Selbstvergebung
- Wahrnehmungsübung
- Angstlösung
- Selbstprogrammierung: „ich erlaube mir unkontrollierte Lebensbereiche"
- Selbstprogrammierung: „ich erlaube mir, Vertrauen in mich selbst zu fassen"
- Selbstprogrammierung: „ich erlaube mir, Vertrauen in Andere zu fassen"
- Selbstprogrammierung: „ich lebe in Leichtigkeit"
- Chakren „heilen" und verbinden

diktatorisch:

Auch hier ist eine große Ähnlichkeit mit „kontrollierend". Die nach außen getragene Sicherheit zu wissen, wie „es" zu machen ist, trägt die Kontrolle nur über einen anderen Weg. Dahinter sind meist Unsicherheiten und Ängste bezüglich der eigenen Wertigkeit. Bestenfalls ist ein Leistungsbewußtsein vorhanden, kein Selbst-Bewußtsein. Wirkliches Selbst-Bewußtsein würde keine Vorschriften für Andere nötig haben. Es wäre problemlos möglich Alternativen prüfen und auch für gut befinden zu können. Diese Selbst-Sicherheit ist aber nicht vorhanden. Alternativvorschläge werden als Angriff auf die eigene Person verstanden und bekämpft. Die eigene Schwäche darf unter keinen Umständen sichtbar werden. Weder für Andere, noch für den „Diktator" selbst. Primäre Blockaden werden in Herz- und Sakralchakra zu finden sein.

Selbstbehandlungen:
- Spiegelübung
- Vergebungsübung primär als Selbstvergebung
- Wahrnehmungsübung
- Angstlösung
- Selbstprogrammierung: „ich erlaube mir, die Bedürfnisse Anderer zu erkennen und zu respektieren"
- Selbstprogrammierung: „ich erlaube mir, mich selbst zu respektieren"
- Selbstprogrammierung: „ich achte meine Grenzen und die der Anderen"
- Selbstprogrammierung: „ich erlaube mir Selbstliebe"
- Chakren „heilen" und verbinden

selbstgefällig:
Der Selbstgefällige stellt seine Leistungen nach außen als etwas Besonderes dar. Er definiert sich über dieses Besondere. Eine Entzauberung dieses Besonderen verletzt ihn. Daran ist die Unsicherheit und das fehlende Selbst-Bewußtsein meß- und spürbar. Es geht hier mal wieder um Aufmerksamkeit, also Energie. Verschiedene Chakren werden eingeschränkt funktionsfähig sein. In besonderem Maße wird dies hier aber das Herzchakra sein.

Selbstbehandlungen:
- Spiegelübung
- Vergebungsübung primär als Selbstvergebung
- Wahrnehmungsübung

- Angstlösung
- Selbstprogrammierung: „ich respektiere Wesen und Leistungen Anderer"
- Selbstprogrammierung: „ich erlaube mir, mich selbst zu respektieren"
- Selbstprogrammierung: „ich achte meine Grenzen und die der Anderen"
- Selbstprogrammierung: „ich erlaube mir Selbstliebe"
- Chakren „heilen" und verbinden

nach Höherem strebend:

Das eigene Leistungsbewußtsein ist derart ausgeprägt, daß es eine immer bessere Lösung geben muß. Ein Erreichen einer „normalen" Lösung gibt dem empfundenen Selbst-Wert nicht genügend Energie. Die zugrunde liegende Unsicherheit sorgt dafür, daß der eigene Wert nur durch Erreichen von besonderen Lösungen ausreichend „gefüttert" werden kann. Positiv an dieser Eigenschaft ist die meist damit einher gehende Kreativität. Sie ist aber vor den Karren des mangelnden Selbst-Bewußtseins gespannt und könnte oftmals an anderer Stelle für die Allgemeinheit förderlicher eingesetzt werden. Etwas besonderes zu sein, oder etwas besonderes zu wollen bindet Aufmerksamkeit, gibt Energie und überspielt die dahinter liegenden Existenzängste. Das Besondere rechtfertigt das „Dazugehören". Obwohl viel Kreativität im Spiel ist, wird das Halschakra eher Blockaden aufweisen. Das gilt in besonderem Maße auch für Herz- und Solarplexuschakra.

Selbstbehandlungen:
- Spiegelübung
- Vergebungsübung primär als Selbstvergebung
- Wahrnehmungsübung
- Angstlösung
- Selbstprogrammierung: „ich erkenne Wesen und Leistungen Anderer an"
- Selbstprogrammierung: „ich bin wertvoll, weil ich bin" statt „meine

Leistung definiert meinen Selbst-Wert"
- Selbstprogrammierung: „ich achte meine Grenzen und die der Anderen"
- Selbstprogrammierung: „ich erlaube mir Selbstliebe"
- Chakren „heilen" und verbinden

Perfektionist:

Hier ist wiederum eine große Ähnlichkeit zu „nach Höherem strebend". Die oftmals nicht so stark ausgeprägte Kreativität läßt Lösungen nur in einem recht eng vorgegebenen Rahmen zu. Es ist schwerer über den eigenen Tellerrand hinwegzusehen und Alternativlösungswege zu erkennen und Vorschläge anzunehmen. Übertragen könnte man sagen, daß das Korsett deutlich enger ist. Eine Steigerung zum Perfektionisten könnte höchstens noch der „Pedant" sein.

Selbstbehandlungen:
- Spiegelübung
- Vergebungsübung primär als Selbstvergebung
- Wahrnehmungsübung
- Wurzelübung
- Angstlösung
- Selbstprogrammierung: „ich darf unperfekt sein"
- Selbstprogrammierung: „ich lasse meinen Drang zur Perfektion los"
- Selbstprogrammierung: „ich erlaube mir, auch scheinbar schlechtere Lösungen anzunehmen"
- Selbstprogrammierung: „ich nehme meinen Selbst-Wert bedingungslos an – unabhängig von meiner Leistung"
- Selbstprogrammierung: „ich erlaube mir Selbstliebe"
- Chakren „heilen" und verbinden

überhöht das eigene Schaffen, lehnt Rat und Meinungen von Anderen ab:

Hier haben wir es mit einer Mischung aus „selbstgefällig", „nach Höherem strebend" und „Perfektionist" zu tun. Das starre, rigide Verhalten spiegelt wider, wie sehr diese Menschen von ihren Ängsten in die Enge getrieben sind. Vermutlich wurden ihre Grenzen sehr oft und stark verletzt. Jegliche „Einmischung" wird als Grenzüberschreitung wahrgenommen und teils massiv abgelehnt. Die eigene Wahrheit zu überhöhen schützt vor Grenzüberschreitung. Sie ist der Gegenangriff. Herz- und Zentralchakra, sowie das Sakralchakra sollten die umfangreichsten Blockaden aufweisen.

Selbstbehandlungen:
- Spiegelübung
- Vergebungsübung primär als Selbstvergebung
- Wahrnehmungsübung
- Angstlösung
- Selbstprogrammierung: „ich respektiere Wesen und Leistungen Anderer"
- Selbstprogrammierung: „ich erlaube mir, mich selbst zu respektieren"
- Selbstprogrammierung: „ich achte meine Grenzen und die der Anderen"
- Selbstprogrammierung: „ich erlaube mir Selbstliebe"
- Chakren „heilen" und verbinden

ermächtigt sich, seinen eigenen Weg durchzusetzen – ohne Rücksicht:
Siehe „diktatorisch". Dies umschreibt den Diktator etwas anders, weshalb sich der Eine oder die Andere hier eher erkennen könnte.

Unterentwickelte Ausprägungen:

Während bei den überzogenen Ausprägungen das „Heil" im Angriff gesucht wird, werden die empfundenen Defizite bei den unterentwickelten Ausprägungen durch Vermeidung kaschiert. Wer in den überzogenen Ausprägungen des „Herrschers/Herrscherin" unterwegs ist, wirkt nach außen sicherer und gefestigter. Im Inneren fühlen sich diese Menschen meist nicht viel besser, als die „Unterentwickelten".

Verantwortung und Treffen von Entscheidungen vermeidend:

Vermeidung ist das große Schlagwort. Verantwortung wird abgewälzt, oder mit Antworten wie „das kannst Du viel besser, als ich" auf scheinbar wertschätzende Art abgegeben. Manchmal kann das auch bis zu einer regelrechten Persönlichkeitsstörung, der „ängstlich vermeidenden Persönlichkeitsstörung" gehen. Die eigene Unsicherheit und der fehlende Selbst-Wert, das fehlende Selbst-Bewußtsein wird einerseits offenbar, andererseits durch eine übertriebene Vertrauensseligkeit und Freundlichkeit überdeckt. Meister dieses Fachs können im Umgang sehr angenehm sein, agieren aber bei Licht betrachtet tatsächlich als Sklaven. Einen Sklaven zeichnet die fehlende Eigen-Macht aus. Genau dies trifft für diese Ausprägung zu. Die Macht über das Selbst wird an Andere abgegeben. Manchmal auch für unwichtige Entscheidungen. Vorteilhaft dabei ist, daß Fehlentscheidungen der Anderen dann ausgiebig kritisiert werden können. Neben dem Herzchakra wird das Solarplexuschakra starke Blockaden aufweisen.

Selbstbehandlungen:
- Spiegelübung
- Vergebungsübung primär als Selbstvergebung
- Wahrnehmungsübung
- Angstlösung
- Selbstprogrammierung: „ich erlaube mir eine eigene Meinung zu haben und diese zu äußern"
- Selbstprogrammierung: „ich erlaube mir, mich selbst zu respektieren"
- Selbstprogrammierung: „ich achte meine Grenzen und die der

Anderen"
- Selbstprogrammierung: „ich erlaube mir Selbstliebe"
- Chakren „heilen" und verbinden

macht auf die Fehler der Anderen aufmerksam (lenkt von den eigenen Fehlern ab):

Dies stellt eine abgeschwächte Variante der vorigen Ausführungen dar. Die Eigen-Macht wird nicht vollständig an das Außen abgegeben. Andere Personen werden „mißbraucht", um die eigenen Leistungen besser dastehen zu lassen. Auch hier ist ein ausgeprägtes Leistungsbewußtsein versteckt. Die schlechte Wahrnehmung der eigenen Leistungen im Vergleich mit Anderen bietet die Grundlage für das Verhalten. Das Selbst-Bewußtsein ist also so weit im Keller, daß nicht mal die eigenen Leistungen als positiv wahrgenommen werden können. Herz-, Sakral- und Solarplexuschakra dürften blockiert sein.

Selbstbehandlungen:
- Spiegelübung
- Vergebungsübung primär als Selbstvergebung
- Wahrnehmungsübung
- Angstlösung
- Selbstprogrammierung: „ich bleibe in meinem Fühlen, Denken und Handeln bei mir"
- Selbstprogrammierung: „ich respektiere Wesen und Leistungen Anderer"
- Selbstprogrammierung: „ich erlaube mir, mich selbst zu respektieren"
- Selbstprogrammierung: „ich achte meine Grenzen und die der Anderen"
- Selbstprogrammierung: „ich erlaube mir Selbstliebe"
- Chakren „heilen" und verbinden

ohne Vision und eigene Ausrichtung, ist eher Verwalter:
Hier handelt es sich um eine abgeschwächte Form der beiden vorigen Ausprägungen. Aufträge und Verantwortlichkeiten können angenommen werden, das Einbringen von eigenen Impulsen scheitert aber an der fehlenden Selbst-Sicherheit, fehlendem Selbst-Bewußtsein, oder sogar fehlendem Leistungsbewußtsein. In der Kindheit dürfte sehr oft die Nachricht „Du machst das nicht richtig" bei diesen Menschen angekommen sein. Gefühlt, oder tatsächlich geäußert. Solarplexus- und Halschakra werden in diesem Fall stärker blockiert sein.

Selbstbehandlungen:
- Spiegelübung
- Vergebungsübung primär als Selbstvergebung
- Wahrnehmungsübung
- Angstlösung
- Selbstprogrammierung: „ich nehme meine eigene Kreativität an"
- Selbstprogrammierung: „ich erlaube mir, mich selbst zu respektieren"
- Selbstprogrammierung: „ich nehme meinen Selbst-Wert unabhängig von meiner Leistung an. Ich bin"
- Selbstprogrammierung: „ich achte meine Grenzen und die der Anderen"
- Selbstprogrammierung: „ich erlaube mir Selbstliebe"
- Chakren „heilen" und verbinden

paranoid:
Paranoide Personen steigern die Abgabe ihrer Eigen-Verantwortung und Eigen-Macht so weit, daß sie jegliche Verantwortung ablehnen. Es sind immer die Anderen. Niemand ist diesen Menschen wohlgesonnen. Alle haben es nur auf sie abgesehen. Selbst freundliche Handlungen von Anderen können so als Angriff gewertet werden, so krass das klingt. Auch dieses psychische System ist stabil. Paranoide können sich auf die Feindseligkeit des Umfeldes verlassen. Das macht für sie auch eine Art von Verläßlichkeit und gibt einen Rahmen, eine Struktur auf die man sein Leben durchaus

einrichten kann. Das stellt nach meinem Verständnis den Nullpunkt an Selbst-Bewußtsein und Selbst-Wert dar. Das Herzchakra wird bei diesen Menschen regelrecht „dicht" sein. Solarplexus- und Stirnchakra dürften nicht ganz so ausgeprägt folgen.

Selbstbehandlungen:
- Spiegelübung
- Vergebungsübung primär als Selbstvergebung
- Wahrnehmungsübung
- Angstlösung
- Selbstprogrammierung: „ich erlaube mir, Positives zu erleben"
- Selbstprogrammierung: „ich erlaube mir, mir selbst und Anderen zu vertrauen"
- Selbstprogrammierung: „ich erlaube mir, mich selbst zu respektieren"
- Selbstprogrammierung: „ich erlaube mir, Ent-täuscht zu werden"
- Selbstprogrammierung: „ich achte meine Grenzen und die der Anderen"
- Selbstprogrammierung: „ich erlaube mir Selbstliebe"
- Chakren „heilen" und verbinden

sucht verzweifelt nach Lob und Respekt durch Andere:
„Nun nimm mich doch endlich wahr" könnte man so als Tenor dieser Ausprägung sehen. Lob benötigt, wer sich durch Leistung definiert. Das Lob wird als Gradmesser der eigenen Leistung wahrgenommen. Respekt durch das Außen wird gesucht und gefordert. Der Respekt gegenüber dem Selbst ist meist kaum vorhanden. Selbstzerstörerische Handlungen können ein Zeichen davon sein. Nicht immer sind diese von außen erkennbar.

Selbstbehandlungen:
- Spiegelübung
- Vergebungsübung primär als Selbstvergebung
- Wahrnehmungsübung

- Angstlösung
- Selbstprogrammierung: „ich erlaube mir meinen Selbst-Wert, weil ich bin" statt „ich hole mir meinen Selbst-Wert und Selbst-Respekt im Außen"
- Selbstprogrammierung: „ich respektiere Wesen und Leistungen Anderer"
- Selbstprogrammierung: „ich erlaube mir, mich selbst zu respektieren"
- Selbstprogrammierung: „ich achte meine Grenzen und die der Anderen"
- Selbstprogrammierung: „ich erlaube mir Selbstliebe"
- Chakren „heilen" und verbinden

Krieger

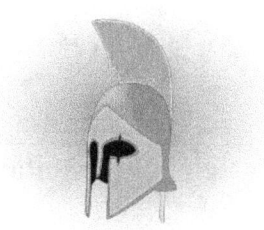

Überzogen (Wilder)	*Ausgewogen*	*Unterentwickelt (Opfer)*
Feindlich; erzwingend; flüchtig; ungeduldig; beleidigend; aufsässig; kann Niederlagen nicht ertragen; hasst Schwäche bei Anderen; Streit stiftend; tyrannisierend; liebt den Kampf und Schmerz zu verursachen	mutig, handlungsorientiert, überzeugt, konkurrenzfähig, hält Grenzen ein und setzt seine Grenzen Anderen gegenüber durch, bringt seine Aufgaben zu Ende, direkt, entschlossen, diszipliniert - auch im Sinne von Selbstdisziplin, loyal, zuverlässig, lässt sich auch von Schmerz nicht abschrecken	gibt unter Druck nach; vermeidet Schmerz und jeglichen Konflikt - "Alles für ein ruhiges Leben"; schlampig, ineffektiv; bringt nichts zu Ende; Ja-Sager; Morgen, Morgen, nur nicht heute; sucht Gründe nicht handeln oder Entscheidungen treffen zu müssen

Notiere hier Deine Ausprägungen für den Archetyp Krieger/In – möglichst mit einem radierbaren Stift. Diese Ausprägungen sollen sich ja mit der Zeit auch ändern...

Überzogen (Wilder)	Ausgewogen	Unterentwickelt (Opfer)

Überzogene Ausprägungen:

Der Wilde zieht seine Energie, seine Aufmerksamkeit aus der Verletzung Anderer. Demütigung dieser Menschen stärkt sein unterentwickeltes Selbst-Bewußtsein und seinen Selbst-Wert.

feindlich:

Wer gegen alle und alles eingestellt ist, ist jemand, mit dem sich das Umfeld immer auseinandersetzen muß. Dem Wilden / Überzogenen Krieger ist negative Aufmerksamkeit lieber als gar keine. Es ist seine Variante sich selbst wahrzunehmen und zu spüren. Das ist einfach, wenn klar ist, daß alle Anderen gegen ihn sind. Ihm fehlt es letztendlich auch an Selbst-Bewußtsein und Selbst-Liebe. Die schroffe Ablehnung Anderer ist der vorweg genommene Verlust. Verlustängste werden somit umgangen. Wer sich nicht bindet, Andere ablehnt, kommt nicht in Bindung und kann dann auch keinen Verlust erleben. Herz- und Zentralchakra sollten die massivsten Blockaden aufweisen.

Selbstbehandlungen:
- Spiegelübung
- Vergebungsübung primär als Selbstvergebung
- Wahrnehmungsübung
- Angstlösung
- Selbstprogrammierung: „ich erlaube mir Verletzlichkeit"
- Selbstprogrammierung: „ich erlaube mir, zu lieben"
- Selbstprogrammierung: „ich erlaube mir, mich selbst zu respektieren"
- Selbstprogrammierung: „ich achte meine Grenzen und die der Anderen"
- Selbstprogrammierung: „ich erlaube mir Selbstliebe"
- Chakren „heilen" und verbinden

erzwingend:

Hier haben wir es mit einer Variante zu tun, die den Archetyp Krieger mit dem des Herrschers mischt. Zu dem überzogenen Krieger mischt sich ein überzogener Herrscher, da Lösungsansätze Anderer kaum übernommen werden können und eigene Ansichten ähnlich dem Diktator dem Umfeld aufgezwungen werden (müssen). Leistungsbewußtsein steht im Vordergrund, Selbst-Bewußtsein ist meist kaum vorhanden. Wie zu den betreffenden Ausprägungen bereits beschrieben stehen auch hier Verlust- und Existenzängste dahinter. Sakral- und Solarplexuschakra sollten am stärksten blockiert sein.

Selbstbehandlungen:
- Spiegelübung
- Vergebungsübung primär als Selbstvergebung
- Wahrnehmungsübung
- Angstlösung
- Selbstprogrammierung: „ich erlaube mir Nachgiebigkeit"
- Selbstprogrammierung: „ich erlaube mir, das Wesen Anderer wahrzunehmen und zu respektieren"
- Selbstprogrammierung: „ich erlaube mir, mich selbst zu respektieren"
- Selbstprogrammierung: „ich achte meine Grenzen und die der Anderen"
- Selbstprogrammierung: „ich erlaube mir Selbstliebe"
- Chakren „heilen" und verbinden

flüchtig:

Neben der scheinbaren Sicherheit, das Richtige zu tun, läßt diese Ausprägung sich selbst nicht die Zeit, etwas vollständig und ganzheitlich anzugehen. Es fehlt die innere Ruhe. Innere Ruhe würde aber voraussetzen, daß man sich mit sich selbst beschäftigen möchte. Hier sind oft Ängste vorhanden. Selbst-Wert, Selbst-Liebe und Selbst-Bewußtsein anstatt des meist kaum vorhandenen Leistungsbewußtseins dürfen entwickelt werden.

Neben Sakralchakra wird das Wurzelchakra gehemmt sein.

Selbstbehandlungen:
- Spiegelübung
- Vergebungsübung primär als Selbstvergebung
- Wahrnehmungsübung
- Wurzelübung
- Angstlösung
- Selbstprogrammierung: „ich erlaube mir, in meine Mitte zu kommen"
- Selbstprogrammierung: „ich erlaube mir Bedachtsamkeit"
- Selbstprogrammierung: „ich erlaube mir, mich selbst zu respektieren"
- Selbstprogrammierung: „ich öffne mich für meinen Selbst-Wert"
- Selbstprogrammierung: „ich erlaube mir Selbstliebe"
- Chakren „heilen" und verbinden

ungeduldig:

Andere, also das Außen ist oft der Spiegel für die Ungeduld mit sich selbst. Andere unter Druck zu setzen ist ein gängiges Ablenkungsmanöver von den eigenen Schwächen und Versäumnissen. Auch hier sind Selbst-Wert und Selbst-Liebe unterentwickelt. Der Ungeduldige meint wichtig für die Gemeinschaft zu sein, weil er ja viel macht und alle Anderen einfach zu langsam und träge sind. Dieser so vermittelte Eindruck lindert die Verlustängste. Angst vor dem Verlust der Zugehörigkeit. In diesem Fall dürfte zu viel Energie über das Wurzelchakra aufgenommen werden. Auch dies stellt eine Blockade dar.

Selbstbehandlungen:
- Spiegelübung
- Vergebungsübung primär als Selbstvergebung
- Wahrnehmungsübung
- Wurzelübung
- Angstlösung

- Selbstprogrammierung: „ich erlaube mir meinen Selbst-Wert anzunehmen"
- Selbstprogrammierung: „ich respektiere Wesen und Leistungen Anderer"
- Selbstprogrammierung: „ich erlaube mir, mich selbst zu respektieren"
- Selbstprogrammierung: „ich achte meine Grenzen und die der Anderen"
- Selbstprogrammierung: „ich erlaube mir Selbstliebe"
- Chakren „heilen" und verbinden

beleidigend:

Hier wird die eigene Unzufriedenheit mit sich selbst, das Ablenkungsmanöver des Ungeduldigen, auf eine aggressivere Art umgesetzt. Hintergründe und Motive sind weitestgehend gleich. Es handelt sich nur um eine andere Strategie. Die eigenen Grenzen sind in der Vergangenheit oft mißachtet worden. Dies wird jetzt schon als Vorbeugung vor Verletzungen in der beleidigenden Art zurück gegeben. Als Ursache oder Folge - das kann man sehen, wie man will - wird das Zentralchakra Blockaden aufweisen. Das Solarplexuschakra ebenso.

Selbstbehandlungen:
- Spiegelübung
- Vergebungsübung primär als Selbstvergebung
- Wahrnehmungsübung
- Angstlösung
- Selbstprogrammierung: „ich erlaube mir Verletzlichkeit"
- Selbstprogrammierung: „ich lasse die Annahme los, von Anderen stets/meist/oft angegriffen zu werden"
- Selbstprogrammierung: „ich respektiere Wesen und Leistungen Anderer"
- Selbstprogrammierung: „ich erlaube mir, mich selbst zu respektieren"
- Selbstprogrammierung: „ich achte meine Grenzen und die der

Anderen"
- Selbstprogrammierung: „ich erlaube mir Selbstliebe"
- Chakren „heilen" und verbinden

aufsässig:

Dies ist ebenfalls wieder eine andere Strategie der Ablenkung von eigenen Themen. Diese wirkt nach außen allerdings unreif, trotzig und kindlich. Der Aufsässige hat aber keine bessere Strategie gefunden. Ein eigener Wert kann kaum wahrgenommen werden. Auch nur bedingt über Leistungsbewußtsein. Die seelischen Verletzungen, die zu diesem Verhalten geführt haben, sind großteils im Alter zwischen vier und acht Jahren entstanden. Die Penetranz, die in dem trotzigen, aufsässigen Verhalten enthalten ist, war oder schien notwendig, um Aufmerksamkeit, also Energie zu bekommen. Wieder einmal spitzelt hier die Verlustangst um die Ecke. Die stärksten Blockaden sollten im Wurzelchakra, Sakral- und Herzchakra zu finden sein.

Selbstbehandlungen:
- Spiegelübung
- Vergebungsübung primär als Selbstvergebung
- Wahrnehmungsübung
- Wurzelübung
- Angstlösung
- Selbstprogrammierung: „ich lasse meine Befürchtungen los, zu kurz zu kommen"
- Selbstprogrammierung: „ich erlaube mir, mich selbst zu respektieren"
- Selbstprogrammierung: „ich erlaube mir, meinen inneren Wert anzunehmen"
- Selbstprogrammierung: „ich achte meine Grenzen und die der Anderen"
- Selbstprogrammierung: „ich erlaube mir Selbstliebe"
- Chakren „heilen" und verbinden

kann Niederlagen nicht ertragen:

Eine Niederlage, gleich welcher Art, stellt das Leistungsbewußtsein in Frage. Wo keine Selbst-Liebe, oder Selbst-Bewußtsein vorhanden ist, stellt Leistungsbewußtsein oft die einzige Stütze der Persönlichkeit dar. Wird diese auch noch angeknackst, so leidet der Krieger enorm und versinkt eventuell auch noch in Selbstmitleid. In der persönlichen Geschichte von Menschen mit dieser Ausprägung werden Demütigungen zu finden sein. Zumindest Vorkommnisse, die als Demütigung empfunden wurden. Diesem Gefühl will sich diese Person niemals wieder aussetzen. Deshalb wird alles daran gesetzt, solches zu verhindern. Klappt das Verhindern nicht, sind sie übermäßig ge- und betroffen. Eine Überladung des Sakralchakras, bei gebremstem oder blockierten Wurzel- und Herzchakra wird sich finden lassen.

Selbstbehandlungen:
- Spiegelübung
- Vergebungsübung
- Wahrnehmungsübung
- Wurzelübung
- Angstlösung
- Selbstprogrammierung: „ich lasse das Selbst-Konzept der Unter-Wertigkeit im Vergleich zu Anderen los"
- Selbstprogrammierung: „ich erlaube mir, meinen Selbst-Wert anzunehmen und zu fühlen"
- Selbstprogrammierung: „ich erlaube mir Verletzlichkeit"
- Selbstprogrammierung: „ich achte meine Grenzen und die der Anderen"
- Selbstprogrammierung: „ich erlaube mir Selbstliebe und Leichtigkeit"
- Chakren „heilen" und verbinden

hasst Schwäche bei Anderen:

Die versteckte Selbst-Verachtung findet ihren Spiegel in der Schwäche von Anderen. Deren Schwäche wird meist mit Verachtung begegnet, hinter der die eigene fehlende Selbst-Achtung steckt. Wer sich selbst respektiert, würde kaum den Selbst-Respekt Anderer angreifen, würde diese Menschen in ihrer wahrgenommenen, scheinbaren Schwäche respektieren. Nicht jede gezeigte Schwäche ist tatsächlich eine Schwäche. Nebenbei ist in diesen Fällen die Empathie ausbaufähig. Wie immer sind Verlust-/Existenzängste vergraben unter diesem Verhalten. Warum? Schwache könnten aus der Gruppe ausgestoßen werden. Wer sich selbst als schwach empfindet, empfindet im Zweifel auch jede Schwächung der Gruppe als für sich selbst existenzgefährdend. Die umfangreichsten Blockaden werden im Sakral- und Stirnchakra zu finden sein. Gefolgt vom Herzchakra.

Selbstbehandlungen:
- Spiegelübung
- Vergebungsübung primär als Selbstvergebung
- Wahrnehmungsübung
- Angstlösung
- Selbstprogrammierung: „ich erlaube mir, hinter allem und jedem dessen Wert zu erkennen"
- Selbstprogrammierung: „ich erlaube mir die Stärke, Schwäche auszuhalten und zu kompensieren"
- Selbstprogrammierung: „ich erlaube mir, meinen inneren Wert anzunehmen"
- Selbstprogrammierung: „ich achte meine Grenzen und die der Anderen"
- Selbstprogrammierung: „ich erlaube mir Selbstliebe"
- Chakren „heilen" und verbinden

Streit stiftend:

Das Paradebeispiel des Ablenkungsmanövers. Wer viel Theater im Außen verursacht, hat selbst schon keine Zeit, sich mit den eigenen Schwächen und Themen zu beschäftigen. Streit bietet die Chance als Sieger da zu stehen. Es ist egal, ob es wirklich um etwas Wichtiges geht. Beschäftigung mit dem Außen ist Trumpf. Selbst-Bewußtsein ist kaum vorhanden. Der Streithammel nimmt sich im Streit intensiv wahr, was ihm oder ihr sonst kaum gelingt. Wieder einmal haben wir ein Beispiel für die Strategie, daß Angriff die beste Verteidigung ist. Wer sich nicht bindet, weil mit allen Streit herrscht, braucht sich dem gefürchteten Verlust nicht stellen. Der Verlust wird ja schon dadurch vermieden, daß niemand so nahe heran gelassen wird, daß eine Verletzung möglich ist. Die eigene Verletzlichkeit ist zu groß, als daß so etwas zugelassen werden dürfte. Energetisch gesehen werden die heftigsten Blockaden Herz- und Sakralchakra betreffen.

Selbstbehandlungen:
- Spiegelübung
- Vergebungsübung
- Wahrnehmungsübung
- Übungen zur Selbstwahrnehmung
- Angstlösung
- Selbstprogrammierung: „ich lasse wertschätzende, respektvolle und achtsame Auseinandersetzungen zu"
- Selbstprogrammierung: „ich erlaube mir, mich auf mich selbst einzulassen"
- Selbstprogrammierung: „ich erlaube mir, meinen inneren Wert anzunehmen"
- Selbstprogrammierung: „ich achte meine Grenzen und die der Anderen"
- Selbstprogrammierung: „ich erlaube mir Selbstliebe und Leichtigkeit"
- Chakren „heilen" und verbinden

tyrannisierend:

Hier wird die Nähe zum Tyrannen (diktatorisch) aus dem Archetypen des Herrschers offenbar. Zum Tyrannen gehört immer auch die kriegerische Ausrichtung, den eigenen Willen auch gegen Widerstände durchzusetzen. Letztlich sind die Hintergründe sehr ähnlich. Unterschiedlich ist, daß der Tyrann gegenüber dem Diktator dann noch zuschlägt, wenn der „Gegner" schon am Boden liegt. Unser archetypischer Diktator ist zufrieden, wenn er seinen Willen durchgesetzt hat. Der Tyrann geht noch ein paar Schritte weiter. Für das Gegenüber sind die treibenden Ängste dahinter nicht auszumachen. Trotzdem ist so ein Tyrann von seinen Existenzängsten getrieben, da er sich nur dann sicher fühlt, wenn er doppelt sicher gehen kann, daß keine Gefahr mehr droht. Tyrannen werden in Herz- und Zentralchakra starke Blockaden aufweisen, dicht gefolgt vom Sakralchakra.

Selbstbehandlungen:
- Spiegelübung
- Vergebungsübung primär als Selbstvergebung
- Wahrnehmungsübung
- Angstlösung
- Selbstprogrammierung: „ich lasse meinen Drang los, mich permanent behaupten zu müssen"
- Selbstprogrammierung: „ich erlaube mir Nachgiebigkeit"
- Selbstprogrammierung: „ich erlaube mir, mich selbst zu respektieren"
- Selbstprogrammierung: „ich erlaube mir, meinen inneren Wert anzunehmen"
- Selbstprogrammierung: „ich achte meine Grenzen und die der Anderen"
- Selbstprogrammierung: „ich erlaube mir Selbstliebe"
- Chakren „heilen" und verbinden

liebt den Kampf und Schmerz zu verursachen:

Der Schmerz des Anderen wird sehr wohl wahrgenommen. Man könnte sagen, diese Ausprägung zeugt von fehlgeleitetem Mitgefühl. Dieses ist vorhanden, wird aber für die eigene Bestätigung, das eigene Wohlgefühl mißbraucht. Die Selbst-Mißachtung wird auf Andere übertragen. Speziell der eigene Wert wird als so gering empfunden, daß selbst die Verletzung Anderer als probates Mittel akzeptiert wird. Lieber wird „schlechtes Karma" aufgebaut. Menschen mit dieser Ausprägung scheinen immer im „Endkampf" zu stecken. Entspannung Fehlanzeige. Neben einer Überladung des Sakralchakras werden Herz- und Zentralchakra stark blockiert sein.

Selbstbehandlungen:
- Spiegelübung
- Vergebungsübung primär als Selbstvergebung
- Wahrnehmungsübung
- Angstlösung
- Selbstprogrammierung: „ich lasse es zu, mich auch in Ruhephasen selbst zu spüren"
- Selbstprogrammierung: „ich nehme meinen eigenen Schmerz an"
- Selbstprogrammierung: „ich lasse das Konzept los, meinen Schmerz auf Andere zu übertragen"
- Selbstprogrammierung: „ich erlaube mir, mich selbst zu respektieren"
- Selbstprogrammierung: „ich erlaube mir, meinen inneren Wert anzunehmen"
- Selbstprogrammierung: „ich achte meine Grenzen und die der Anderen"
- Selbstprogrammierung: „ich erlaube mir Selbstliebe"
- Chakren „heilen" und verbinden

Unterentwickelte Ausprägungen:

In der Opferhaltung liegen zum Einen ausgeprägte Ängste vor, zum Anderen ist die Opferhaltung aber auch eine starke Position. Meister der Opferhaltung bekommen von ihrem Umfeld meist mehr Aufmerksamkeit und damit Energie, als „Wilde". Manche „Opfer" haben ihre Rolle so perfektioniert, daß sie letztendlich ihre „Täter" führen. Beide sind nicht in der Lage sich selbst zu lieben, sich also selbst mit Energie zu versorgen. Sie mißbrauchen dazu Andere, welchen sie ihr Rollenverhalten, ihren Archetypen aufzuzwängen versuchen.

Weitere Faktoren, die Menschen in diesem Bereich des Kriegers halten sind „Verhinderer", wie beispielsweise negative Glaubenssätze. Äußerungen von Eltern und dem weiteren Umfeld, sowie scheinbar eindeutig negatives Verhalten von Menschen im Umfeld festigen die geringschätzigen Annahmen über das Selbst.

Gibt unter Druck nach:

Es wird so getan, als ob man standhaft bleiben würde, knickt aber beim geringsten Gegenwind ein. Auch das „zufällig" mal Durchgesetzte kann selten als Erfolg empfunden werden. Selbst-Wert und Selbst-Bewußtsein ist kaum vorhanden. Entgegenkommen und Nachgeben wird als Freundlichkeit und Großzügigkeit verkauft. Und als positiv erlebt. Daß die eigenen Bedürfnisse auf der Strecke bleiben kann dann ignoriert werden. Diese werden teilweise auch nicht einmal wahrgenommen. Auch dieses Verhalten geschieht nicht freiwillig. Starke Verlustängste haben die Strategie entwickeln lassen, daß Mitschwimmen und Dabeisein dem Verlust von Zuwendung vorbeugt. Es ist eine Vermeidungsstrategie. Wurzel- und Sakralchakra dürften Blockaden aufweisen. Das Herzchakra ebenso.

Selbstbehandlungen:
- Spiegelübung
- Vergebungsübung primär als Selbstvergebung

- Wahrnehmungsübung
- Wurzelübung
- Angstlösung
- Selbstprogrammierung: „ich nehme die Gewißheit an, dazu zu gehören"
- Selbstprogrammierung: „ich erlaube mir, mich selbst zu respektieren"
- Selbstprogrammierung: „ich erlaube mir, meinen inneren Wert anzunehmen"
- Selbstprogrammierung: „ich erlaube mir, bei mir zu bleiben und Andere bei sich zu lassen"
- Selbstprogrammierung: „ich achte meine Grenzen und die der Anderen"
- Selbstprogrammierung: „ich erlaube mir Selbstliebe"
- Chakren „heilen" und verbinden

vermeidet Schmerz und jeglichen Konflikt - „Alles für ein ruhiges Leben":

Die eigene Position spielt keine Rolle. Die eigenen Interessen werden ignoriert, das Selbst verraten. Oft sind die inneren Konflikte bei dieser Ausprägung enorm und äußern sich in körperlichen Krankheiten. Herz-Kreislauferkrankungen, Rheuma und Fibromyalgie sind häufige Erkrankungen, welche zu dieser Ausprägung passen. Wurzel- und Sakralchakra werden die umfangreichesten Einschränkungen haben.

Selbstbehandlungen:
- Spiegelübung
- Vergebungsübung primär als Selbstvergebung
- Wahrnehmungsübung
- Wurzelübung
- Angstlösung
- Selbstprogrammierung: „ich erlaube mir, meine eigenen Bedürfnisse wahr- und wichtig zu nehmen"

- Selbstprogrammierung: „ich erlaube mir, mich selbst zu respektieren"
- Selbstprogrammierung: „ich erlaube mir, meinen inneren Wert anzunehmen"
- Selbstprogrammierung: „ich achte meine Grenzen und die der Anderen"
- Selbstprogrammierung: „ich erlaube mir Selbstliebe"
- Chakren „heilen" und verbinden

schlampig, ineffektiv:

Von Selbst-Bewußtsein ist hier meistens keine Spur. Möglicherweise haben Menschen mit dieser Ausprägung zu oft ein offenes oder verstecktes „Du taugst eh zu nichts" gehört. Nicht mal ein nennenswertes Leistungsbewußtsein konnte sich entwickeln. Möglicherweise steht aber der tief verankerte Glaubenssatz „Du taugst eh zu nichts", oder „Du kannst das nicht" so weit im Vordergrund, daß es als Verhinderer jeglichen Erfolg unterbindet. Die erfahrene geringe Wertschätzung wird auf alles und Jeden übertragen. Die größten Blockaden werden im Herz-, Hals- und Stirnchakra zu finden sein.

Selbstbehandlungen:
- Spiegelübung
- Vergebungsübung primär als Selbstvergebung
- Wahrnehmungsübung
- Angstlösung
- Selbstprogrammierung: „ich erlaube mir, mich selbst zu respektieren"
- Selbstprogrammierung: „ich erlaube mir, meinen inneren Wert anzunehmen"
- Selbstprogrammierung: „ich erlaube mir, meine Umwelt wertzuschätzen"
- Selbstprogrammierung: „ich achte meine Grenzen und die der Anderen"
- Selbstprogrammierung: „ich erlaube mir Selbstliebe"

- Chakren „heilen" und verbinden

Ja-Sager:

Ja-Sager sind tief im Vermeidungsverhalten. Vermeidungsverhalten tritt immer bei ausgeprägten Ängsten auf. Gerade Existenzängste spielen hier eine Rolle. Eventuell nicht anerkannt zu werden, nicht dazu zu gehören, waren in Urzeiten ein Todesurteil. Die Steinzeit und danach das Leben in Sippen ist „erst" etwa 4000 Jahre her. In zeitlichen Größenordnungen der Evolution, die sich an Jahrzehntausenden (beispielsweise der Eiszeit) orientieren, ist das fast ein Wimpernschlag. Daher die archaische Angst und in dieser Ausprägung das Gefühl der Lebensbedrohung, wenn die eigene Meinung durchgesetzt werden würde. Was nach Außen kommunziert wird muß ja auch nicht mit dem, was man macht übereinstimmen. Das ist etwas anderes. Manchmal ist es dem Ja-Sager nicht mal bewußt, wie oft er seine Ausrichtung und seine Meinung ändert. Neben dem Sakral- und Herzchakra wird das Halschakra umfangreiche Blockaden aufweisen.

Selbstbehandlungen:
- Spiegelübung
- Vergebungsübung primär als Selbstvergebung
- Wahrnehmungsübung
- Angstlösung
- Selbstprogrammierung: „ich erlaube mir, mich selbst zu respektieren"
- Selbstprogrammierung: „ich erlaube mir, meinen inneren Wert anzunehmen"
- Selbstprogrammierung: „ich nehme die Gewißheit an, dazu zu gehören"
- Selbstprogrammierung: „ich erlaube mir, mich abzugrenzen"
- Selbstprogrammierung: „ich erlaube mir meine eigene Meinung und an dieser festzuhalten"
- Selbstprogrammierung: „ich erlaube mir Selbstliebe"
- Chakren „heilen" und verbinden

Morgen, Morgen, nur nicht heute:
Lege mich nur nicht fest, das ist die Devise. Menschen mit dieser Ausprägung sind mit einer Mischung aus Angst und Unsicherheit beschäftigt. Die Ängste haben meist einen ähnlichen Ursprung wie bei den Ja-Sagern. Die Unsicherheit entspringt dem geringen Selbst-Wert und der geringen Selbst-Wahrnehmung. Die stärksten Blockaden wird hier das Wurzelchakra aufweisen, da der Antrieb fehlt. Sakral- und Halschakra werden auch gewisse Einschränkungen haben.

Selbstbehandlungen:
- Spiegelübung
- Vergebungsübung primär als Selbstvergebung
- Wahrnehmungsübung
- Wurzelübung
- Angstlösung
- Selbstprogrammierung: „ich erlaube mir, mich selbst zu respektieren"
- Selbstprogrammierung: „ich erlaube mir, meinen inneren Wert anzunehmen"
- Selbstprogrammierung: „ich nehme die Gewißheit an, dazu zu gehören"
- Selbstprogrammierung: „ich erlaube mir, mich abzugrenzen"
- Selbstprogrammierung: „ich erlaube mir meine eigene Meinung zu haben und an dieser festzuhalten"
- Selbstprogrammierung: „ich erlaube mir Selbstliebe"
- Chakren „heilen" und verbinden

sucht Gründe nicht handeln oder Entscheidungen treffen zu müssen:
In dieser Ausprägung treffen sich die unterentwickelten Krieger und Herrscher (Verantwortung und Treffen von Entscheidungen vermeidend). Ängste, ins Außen verlagerte Macht als Gegenteil der Eigen-Macht beherrschen das Feld von mangelndem Selbst-Wert, Selbst-Bewußtsein und

Leistungsbewußtsein.

Selbstbehandlungen:

- Spiegelübung
- Vergebungsübung primär als Selbstvergebung
- Wahrnehmungsübung
- Angstlösung
- Selbstprogrammierung: „ich erlaube mir, mich selbst zu respektieren"
- Selbstprogrammierung: „ich erlaube mir, meinen inneren Wert anzunehmen"
- Selbstprogrammierung: „ich nehme die Gewißheit an, dazu zu gehören"
- Selbstprogrammierung: „ich nehme meine Eigen-Macht vollständig und vorbehaltlos an"
- Selbstprogrammierung: „ich erlaube mir Selbstliebe"
- Chakren „heilen" und verbinden

Weiser

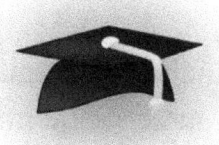

Überzogen (Einsiedler)	Ausgewogen	Unterentwickelt (Modepuppe)
zurückhaltend, über-intellektuell, unpraktisch, Theoretiker/in, kann schlecht mit emotionalen Menschen umgehen, zwanghaft logisch, hochnäsig gegenüber weniger Gebildeten	klug, gebildet, scharf-sinnig, kenntnisreich, wahrnehmend, Wahrheit suchend, vernünftig, logisch, mit gesundem Abstand von Ereignissen, kann schlecht Gefühle ausdrücken, Beweise und Geschichte sind wichtig.	unbeweglich durch Mangel an Kenntnissen und Verständnis "weiß ich nicht, muss/kann ich nicht wissen", unfähig Entscheidungen zu treffen, pessimistisch, "ist egal"

Notiere hier Deine Ausprägungen für den Archetyp Weise/r – möglichst mit einem radierbaren Stift. Diese Ausprägungen sollen sich ja mit der Zeit auch ändern...

Überzogen (Einsiedler)	*Ausgewogen*	*Unterentwickelt (Modepuppe)*
-------------------------------	-------------------------------	-------------------------------
-------------------------------	-------------------------------	-------------------------------
-------------------------------	-------------------------------	-------------------------------
-------------------------------	-------------------------------	-------------------------------
-------------------------------	-------------------------------	-------------------------------
-------------------------------	-------------------------------	-------------------------------

Überzogene Ausprägungen:

zurückhaltend:

Zurückhaltung ist definitiv kein alleiniges Zeichen für eine überzogene Ausprägung eines „Weisen". Falls sich die überzogenen Ausprägungen hier aber massieren, dann kann diese Zurückhaltung ins Bild passen.

über-intellektuell:

Die hier gemeinte Über-Intellektualität kann sich in geschraubter und mit Fremdworten gespickter Sprechweise äußern. Ebenso sind ausführliche Gesprächswünsche zu meist literarischen, esoterischen, oder wissenschaftlichen Themen damit gemeint, die insbesondere unabhängig vom Publikum ausgelebt werden. Dem Über-Intellektuellen geht es nicht primär darum, sich zu seinen Lieblingsthemen auszutauschen. Er möchte wahrgenommen werden, als Überflieger wahrgenommen werden. Er ist nicht gewöhnlich. Er ist besser. Seine Themenauswahl liegt meist außerhalb des Alltäglichen. Seine Verlustängste kompensiert er durch dadurch, daß er meint, wer überwichtig ist, ist nicht verzichtbar und wird deshalb nicht „ausgestoßen". Sakral- und Solarplexuschakra dürften hier Blockaden aufweisen. Das Halschakra wird eher überentwickelt sein, oder auch zu viel Energie haben.

Selbstbehandlungen:
- Spiegelübung
- Vergebungsübung primär als Selbstvergebung
- Wahrnehmungsübung
- Angstlösung
- Selbstprogrammierung: „ich nehme meinen inneren Wert an, sowie den der Anderen"
- Selbstprogrammierung: „ich nehme die Gewißheit an, dazu zu gehören"
- Selbstprogrammierung: „ich achte meine Grenzen und die der

Anderen"
- Selbstprogrammierung: „ich lasse mich auch emotional auf meine Gesprächspartner ein"
- Selbstprogrammierung: „ich erlaube mir Selbstliebe"
- Chakren „heilen" und verbinden

unpraktisch:

Unpraktische „Weise" haben zwar das allgemeine Wissen, oder Fachwissen, um das Problem zu beherrschen. Sie denken aber so kompliziert, daß sie ihr Wissen „nicht auf die Straße" bekommen. Sie wissen fast alles, können es aber nicht anwenden. Falls man ihnen auf die Sprünge hilft, klatschen sie sich an die Stirn und ein „Ach so, das war ja einfach!" klingt dem „normalen" Menschen entgegen. Das Gefühl der Hilflosigkeit bleibt oft beim „Unpraktischen" zurück. Es sind „über-intellektuelle" mit angezogener Handbremse. Seine Verlustängste sind eher oben auf und fühlbar. Dieses erzeugt den Druck der Hilflosigkeit. Dem entsprechend wird das Wurzelchakra eher blockiert und das Halschakra überentwickelt sein.

Selbstbehandlungen:
- Spiegelübung
- Vergebungsübung primär als Selbstvergebung
- Wahrnehmungsübung
- Wurzelübung
- Angstlösung
- Selbstprogrammierung: „ich nehme meinen inneren Wert an"
- Selbstprogrammierung: „ich nehme die Gewißheit an, dazu zu gehören"
- Selbstprogrammierung: „ich erlaube mir Klarheit und Einfachheit"
- Selbstprogrammierung: „ich erlaube mir Gefühle und Emotionen"
- Selbstprogrammierung: „ich erlaube mir Selbstliebe"
- Chakren „heilen" und verbinden

Theoretiker/in:

Der „Theoretiker" treibt den Unpraktischen auf die Spitze. Nicht nur, daß er alles weiß, aber nichts fertig bekommt. Er fühlt sich völlig überfordert, sowie etwas Praktisches zu tun ist. Ohnmacht und Hilflosigkeit sind die vorrangigen Gefühle bei ihm, sowie er etwas tatsächlich tun soll, wobei er oftmals aufgibt. Die in der Kindheit oft gehörten Worte „Das kannst Du nicht", oder „Das schaffst Du nicht", wenn es darum ging, etwas praktisch zu tun generierten Existenzängste. Das aufgebaute Theoriewissen soll von den scheinbar so schlechten praktischen Leistungen ablenken. Die Zugehörigkeit soll somit nicht gefährdet werden. Die Chakren dürften hier interessante Variationen haben. Meist werden Wurzel- und Halschakra zum Einen eine gute Größe, zum Anderen aber trotzdem Blockaden aufweisen. Der Antrieb zum Lernen ist da, zum praktischen Anwenden nicht. Der Ausdruck zum Abspulen von Gelerntem ist da, der Ausdruck in praktischem Tun nicht. Zudem sollten Blockaden im Solarplexuschakra zu finden sein.

Selbstbehandlungen:
- Spiegelübung
- Vergebungsübung primär als Selbstvergebung
- Wahrnehmungsübung
- Angstlösung
- Selbstprogrammierung: „ich nehme meinen inneren Wert an, sowie den der Anderen"
- Selbstprogrammierung: „ich nehme die Gewißheit an, dazu zu gehören"
- Selbstprogrammierung: „ich erlaube mir Klarheit und Einfachheit"
- Selbstprogrammierung: „ich erlaube mir Gefühle und Emotionen"
- Selbstprogrammierung: „ich lebe in Leichtigkeit" statt „etwas praktisch umzusetzen ist schwer"
- Selbstprogrammierung: „ich erlebe meine Eigen-Macht" statt „ich fühle mich ohnmächtig"
- Selbstprogrammierung: „ich erlaube mir Selbstliebe"

- Chakren „heilen" und verbinden

kann schlecht mit emotionalen Menschen umgehen:
Gefühle sind etwas Gefährliches und meist Unbekanntes. Die eigenen Gefühle sind wohlbehütet unter Verschluß. Emotionen bei Anderen zu erleben verunsichert den „Weisen" mit dieser Ausprägung zutiefst. Zeigt doch das Gegenüber Verhaltensweisen, auf die man selbst keinen Zugriff hat. Der Verstand hat die Übermacht und auf die eigene Intuition wird nicht geachtet, oder sie wird verachtet. Durch Zugriff auf die eigene Intuition wären die Emotionalen ja „lesbar". Dies ist jedoch aufgrund Prägung, negativer Erfahrungen, oder ähnlichen Einflüssen aus Angst nicht gewollt und wohl gedeckelt. Das Stichwort ist hier Kontrolle. Gefühle werden oder wurden als nicht kontrollierbar erlebt. Angst macht alles, was nicht kontrollierbar erscheint. Hierbei kommt die eigene Unsicherheit heraus. Herz- und Stirnchakra dürften hier am meisten von Blockaden betroffen sein.

Selbstbehandlungen:
- Spiegelübung
- Vergebungsübung primär als Selbstvergebung
- Wahrnehmungsübung
- Angstlösung
- Selbstprogrammierung: „ich nehme meinen inneren Wert an, sowie den der Anderen"
- Selbstprogrammierung: „ich nehme die Gewißheit an, dazu zu gehören"
- Selbstprogrammierung: „ich erlaube Unsicherheiten in meinem Leben"
- Selbstprogrammierung: „ich erlaube mir, die Kontrolle loszulassen"
- Selbstprogrammierung: „ich nehme das Ganze wahr" statt „der Verstand ist die führende Instanz"
- Selbstprogrammierung: „ich lasse meine Gefühle zu" statt „der Verstand ist die führende Instanz"

- Selbstprogrammierung: „ich nutze meine Intuition" statt „der Verstand ist die führende Instanz"
- Selbstprogrammierung: „ich erlaube mir Selbstliebe"
- Chakren „heilen" und verbinden

zwanghaft logisch:

Wie meist bei Zwängen liegen auch hier Ängste hinter dem Verhalten. Einerseits ist die Nähe zum Theoretiker da, ohne dessen Abgehobenheit von Themen des täglichen Lebens. Das Leben darf keinen emotionalen, oder gar intuitiven Aspekt übrig lassen. Der Verstand und dessen Logik ist der einzige Trumpf. Das Logische birgt Struktur und bringt dadurch Sicherheit. Unsicherheit ist bei jedem Zwang die Maske der Angst. Die Art der Angst kann hierbei vielfältig sein. Existenzängste werden meist an erster Stelle stehen. Auch hier ist Kontrolle ein wichtiges Stichwort. Angst vor Kontrollverlust, was eben wieder für die Verlustängste spricht, bedeutet das. Solarplexus-, Herz- und Stirnchakra werden beeinträchtigt sein.

Selbstbehandlungen:
- Spiegelübung
- Vergebungsübung primär als Selbstvergebung
- Wahrnehmungsübung
- Angstlösung
- Selbstprogrammierung: „ich nehme meinen inneren Wert an, sowie den der Anderen"
- Selbstprogrammierung: „ich nehme die Gewißheit an, dazu zu gehören"
- Selbstprogrammierung: „ich erlaube Unsicherheiten in meinem Leben"
- Selbstprogrammierung: „ich erlaube mir, die Kontrolle loszulassen"
- Selbstprogrammierung: „ich erlaube mir Wahrheiten jenseits der Logik"
- Selbstprogrammierung: „ich nehme das Ganze wahr" statt „der

Verstand ist die führende Instanz"
- Selbstprogrammierung: „ich lasse meine Gefühle zu" statt „der Verstand ist die führende Instanz"
- Selbstprogrammierung: „ich nutze meine Intuition" statt „der Verstand ist die führende Instanz"
- Selbstprogrammierung: „ich erlaube mir Selbstliebe"
- Chakren „heilen" und verbinden

hochnäsig gegenüber weniger Gebildeten:
Der Über-Intellektuelle nutzt sein Wissen bereits, um sich selbst besser darstellen und wertvoller fühlen zu können. Diese Ausprägung setzt noch die Arroganz oben drauf. Durch diese Arroganz wird einerseits der gefühlte Abstand und damit der eigene Wert überhöht, andererseits vergrößert sie aber auch das eigene Leid nicht dazu zu gehören. Der mangelnde Selbstwert läßt eine Begegnung auf Augenhöhe mit dem Umfeld nicht zu. Oft liegen hier Blockaden im Wurzelchakra vor. Dem Betroffenen fehlt die Erdung, die Höhenflüge überflüssig macht.

Selbstbehandlungen:
- Spiegelübung
- Vergebungsübung primär als Selbstvergebung
- Wahrnehmungsübung
- Wurzelübung
- Angstlösung
- Selbstprogrammierung: „ich nehme meinen inneren Wert an, sowie den der Anderen"
- Selbstprogrammierung: „ich nehme die Gewißheit an, dazu zu gehören"
- Selbstprogrammierung: „ich erlaube mir, auf Augenhöhe mit allen Mitmenschen zu sein"
- Selbstprogrammierung: „ich lasse meine Vorurteile los"
- Selbstprogrammierung: „ich erlaube mir Selbstliebe"

- Chakren „heilen" und verbinden

Unterentwickelte Ausprägungen:

unbeweglich durch Mangel an Kenntnissen und Verständnis "weiß ich nicht, muss/kann ich nicht wissen":

Ignorant wäre ein Kurzwort für diese Ausprägung. Wenn Wissen mit etwas tun müssen, sich aus der Deckung bewegen müssen gleichgesetzt wird, schützt diese Ignoranz. Offensichtlich hat die Erfahrung oder Prägung dieser Person dazu geführt, daß sie sich schützen mußte. Schutz vor Überforderung, eventuell auch Schutz davor im Rampenlicht zu stehen. Dann würde das mangelnde Selbst-Bewußtsein und der mangelnde Selbst-Wert auffallen. Man stellt sich dumm. Das Gefühl der Überforderung kann genauso seine Lösung in der Ignoranz finden. Auch hier wird dem Selbst kein Wert und keine Lösungskraft beigemessen. Der eigene Ausdruck, der eigene Beitrag als wertlos angesehen. Neben dem Wurzelchakra wird in diesem Fall meist auch das Halschakra blockiert sein.

Selbstbehandlungen:
- Spiegelübung
- Vergebungsübung primär als Selbstvergebung
- Wahrnehmungsübung
- Wurzelübung
- Angstlösung
- Selbstprogrammierung: „ich nehme meinen inneren Wert an, sowie den der Anderen"
- Selbstprogrammierung: „ich nehme die Gewißheit an, dazu zu gehören"
- Selbstprogrammierung: „ich traue mir Wissen zu" statt „mein Wissen reicht nicht"
- Selbstprogrammierung: „ich lebe meinen eigenen Ausdruck" statt „mein Beitrag ist wertlos"
- Selbstprogrammierung: „ich erlaube mir Selbstliebe"
- Chakren „heilen" und verbinden

unfähig Entscheidungen zu treffen:

Wie in vielen unterentwickelten Ausprägungen der Archetypen spielt auch hier das Selbst-Bewußtsein, Selbst-Wert und Selbst-Bild eine große Rolle. Möglicherweise mußte als Kind zu oft „Du kannst das nicht", oder „Du machst das nicht richtig" gehört werden. Irgendwann nimmt ein Kind das an. Selbstzweifel sind die Folge. Nicht-Zutrauen und nicht annehmen wollen gehen hier Hand in Hand. Letztlich sind Ängste dahinter. Das werden meist Verlustängste sein, die mit Existenzängsten Hand in Hand gehen. Wer nach der entsprechenden Prägung eigene Entscheidungen traf und diese nicht akzeptiert wurden, schloß sich aus der Gemeinschaft aus. Noch aus Steinzeitlicher Prägung entspringen daraus die Existenzängste, da ein Überleben meist unmöglich war, wenn man nicht dazugehört hat. Neben dem blockierten Wurzelchakra werden Blockaden in Solarplexus-, Sakral- und Halschakra vorliegen.

Selbstbehandlungen:
- Spiegelübung
- Vergebungsübung primär als Selbstvergebung
- Wahrnehmungsübung
- Wurzelübung
- Angstlösung
- Wurzelübung
- Selbstprogrammierung: „ich nehme meinen inneren Wert an, sowie den der Anderen"
- Selbstprogrammierung: „ich nehme die Gewißheit an, dazu zu gehören"
- Selbstprogrammierung: „ich erlaube mir, für mich richtige Entscheidungen zu treffen" statt „meine Entscheidungen sind falsch"
- Selbstprogrammierung: „ich habe die Kraft, meine Entscheidungen auch mit Leben zu füllen" statt „ich bin kraftlos"
- Selbstprogrammierung: „ich bahne mit meinen Entscheidungen meinen eigenen Weg" statt „ich gebe meine Eigenverantwortung ab"
- Selbstprogrammierung: „ich nehme meine Eigen-Macht vorbehaltlos

und in jeder Situation an"
- Selbstprogrammierung: „ich erlaube mir Selbstliebe"
- Chakren „heilen" und verbinden

pessimistisch, „ist egal":

Ähnlich der vorigen Ausprägung läßt der niedrige Selbst-Wert ein Ausleben eines eigenen Willens kaum zu. Oftmals wird hier die Erfahrung gemacht worden sein, daß die eigene Meinung weder gefragt war, noch ergab deren Äußerung eine Änderung. Zumindest fühlte das sich so an. Letztlich ist es Menschen mit dieser Ausprägung nicht egal, was mit ihnen passiert. Sie haben resigniert, oder geben mit ihrem „egal" aktiv die Verantwortung an ihr Gegenüber weiter. „Ist mir egal" bedeutet für den Anderen „mach Du das für mich". Das ist auf der anderen Seite auch bequem. Meckern kann man ja immer noch, wenn nichts erstrebenswertes heraus kommt. Hinter dieser Einstellung stecken teils wiederum Ängste, meist Verlustängste, die die Unsicherheiten verursachen, welche zur Ablehnung der Eigenverantwortung führen. Eine gehörige Portion Bequemlichkeit findet sich in Blockaden von Wurzel- und Sakralchakra, sowie den Solarplexus- und Halschakren.

Selbstbehandlungen:
- Spiegelübung
- Vergebungsübung primär als Selbstvergebung
- Wahrnehmungsübung
- Wurzelübung
- Selbstprogrammierung: „ich bin mir eine eigene Sichtweise wert"
- Selbstprogrammierung: „ich erlaube mir meine eigene Meinung" statt „ich schließe mich der Meinung Anderer an"
- Selbstprogrammierung: „ich nehme meine Eigen-Macht vorbehaltlos und in jeder Situation an"
- Selbstprogrammierung: „ich erlaube mir, in jeder Situation das Positive zu erkennen"
- Selbstprogrammierung: „ich erlaube mir Selbstliebe"

- Selbstprogrammierung: „ich erlaube mir Leichtigkeit"
- Chakren „heilen" und verbinden

Mystiker

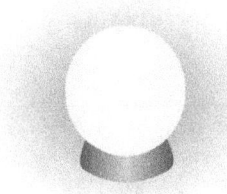

Überzogen (Zauberer)	Ausgewogen	Unterentwickelt (Phantast)
abwegig, herablassend und überlegen, irreführend, heimlich, manipulierend, rachsüchtig, schwer fassbar, schlüpfrig, "zaubert", paranoid, hebt seine/ihre "höheren" Kenntnisse hervor, "Geist ist alles"	hat "ungewöhnliche" Kenntnisse und Fähigkeiten, verlässt sich auf "überirdische" Mächte, wie Intuition und Voraussicht, fähig Themen und Bedeutungen zu übertragen, hat Glauben, bringt Hoffnung, bleibt ruhig und durch Ereignisse unbeeindruckt, Hellseher, kreativ, charismatisch, am Mysterium Freude habend	ängstlich, gestresst, hoffnungslos, glaubt nicht an Gutes, leicht beeinflussbar, an eigenen Fähigkeiten zweifelnd, in Phantasiewelt lebend - flüchtend

Notiere hier Deine Ausprägungen für den Archetyp Mystiker/In – möglichst mit einem radierbaren Stift. Diese Ausprägungen sollen sich ja mit der Zeit auch ändern...

Überzogen (Zauberer)	Ausgewogen	Unterentwickelt (Phantast)
-------------------	-------------------	-------------------
-------------------	-------------------	-------------------
-------------------	-------------------	-------------------
-------------------	-------------------	-------------------
-------------------	-------------------	-------------------
-------------------	-------------------	-------------------

Überentwickelte Ausprägungen:

abwegig:

„Abwegig" ist vom Begriff her nicht eindeutig. In dieser Ausprägung geht es um ein Verhalten, welches beispielsweise im Gespräch auffällig abwegige Lösungsansätze vorstellt. Scheinbar abwegige Lösungsansätze können auch zielführend sein, dies ist hier aber nicht der Fall. Es geht primär um die Diskussion, die Aufmerksamkeit, die Beschäftigung Anderer mit dem Menschen mit abwegiger Ausprägung. Diejenigen, die sich auf dieses „Spiel" nicht einlassen wollen oder können, wenden sich nach einiger Zeit kopfschüttelnd ab. Bis da hin hat der überentwickelte Mystiker aber Energie (Aufmerksamkeit) bekommen und kann sich gut fühlen. Letztlich steckt auch hier mal wieder der geringe Selbst-Wert dahinter, sowie oft unterschwellige Verlustängste. Primär wird das Sakralchakra beeinträchtigt sein.

Selbstbehandlungen:
- Spiegelübung
- Vergebungsübung primär als Selbstvergebung
- Wahrnehmungsübung
- Angstlösung
- Selbstprogrammierung: „ich erlaube mir, mein Umfeld ganz wahrzunehmen"
- Selbstprogrammierung: „ich nehme meinen eigenen Wert an"
- Selbstprogrammierung: „ich nehme meine Eigen-Macht vorbehaltlos und in jeder Situation an"
- Selbstprogrammierung: „ich erlaube mir Selbstliebe"
- Chakren „heilen" und verbinden

herablassend und überlegen:

Nicht überlegen sein, nein, sich überlegen fühlen. In dieser Ausprägung spielen Arroganz und Selbstüberschätzung eine Rolle. Diese werden aus einem notorisch geringen Selbst-Bewußtsein und Selbst-Wert gefüttert. Es ist für Menschen mit dieser Ausprägung wichtig, überlegen zu wirken. Das nicht zufriedenstellende Selbstbild wird auf das Gegenüber übertragen. Der Selbst-Wert aus der gefühlten Differenz zwischen dem wahrgenommenen Selbst und dem Gegenüber bezogen. Es geht darum der Bessere unter Gleichen zu sein. Dazugehörigkeit ist wichtig. Läßt das Gegenüber den Herablassenden abblitzen und durchschaut seine Masche, ändert ein Mensch mit dieser Ausprägung meist sein Verhalten. Daher haben Verlust- und Existenzängste hier die Federführung. Leistungsbewußtsein, statt Selbst-Bewußtsein. Während das Solarplexuschakra eher übergroß sein wird, dürften Blockaden im Zentral- und Wurzelchakra zu finden sein.

Selbstbehandlungen:
- Spiegelübung
- Vergebungsübung primär als Selbstvergebung
- Wahrnehmungsübung
- Wurzelübung
- Angstlösung
- Selbstprogrammierung: „ich erlaube mir, mich selbst anzunehmen"
- Selbstprogrammierung: „ich erlaube mir, die Selbst-Definition über Leistung abzulegen"
- Selbstprogrammierung: „ich erlaube mir meinen eigenen Wert anzunehmen"
- Selbstprogrammierung: „ich erlaube mir Selbstliebe"
- Chakren „heilen" und verbinden

irreführend:
Die irreführende Ausprägung hat viel Gemeinsamkeiten mit „abwegig". Sie stellt insofern eine Steigerung dar, da hier Vorsatz mit im Spiel ist. Letztlich steckt hier ebenfalls der geringe Selbst-Wert dahinter, sowie oft unterschwellige Verlustängste. Das Solarplexuschakra sollte auch hier eher

übergroß, das Herzchakra eher blockiert sein.

Selbstbehandlungen:
- Spiegelübung
- Vergebungsübung primär als Selbstvergebung
- Wahrnehmungsübung
- Angstlösung
- Selbstprogrammierung: „ich respektiere die Sphäre und Meinung Anderer"
- Selbstprogrammierung: „ich respektiere mich selbst"
- Selbstprogrammierung: „ich erlaube mir Selbstliebe"
- Chakren „heilen" und verbinden

heimlich:
Unter dem Siegel der Verschwiegenheit Informationen zu streuen macht interessant. Genau darum geht es. Der „Heimliche" hat sicher überzogene, oder unterentwickelte Verhaltensweisen in diesem oder anderen Archetypen. Dies wird kaum die hervorstechendste Eigenschaft sein. Energie / Aufmerksamkeit soll gewonnen werden, was immer auf einen niedrigen Selbst-Wert hinweist, sowie auf die antreibenden Verlustängste. Sakral- und Solarplexuschakra dürften in diesen Fällen Blockaden aufweisen.

Selbstbehandlungen:
- Spiegelübung
- Vergebungsübung primär als Selbstvergebung
- Wahrnehmungsübung
- Angstlösung
- Selbstprogrammierung: „ich erlaube mir, offen und ehrlich mit Anderen zu sein"
- Selbstprogrammierung: „ich nehme meine Eigen-Macht immer und in jeder Situation an"
- Selbstprogrammierung: „ich nehme meinen eigenen Wert an"

- Selbstprogrammierung: „ich erlaube mir Selbstliebe"
- Chakren „heilen" und verbinden

manipulierend:

Natürlich gibt es Menschen, die ab und zu andere manipulieren. In diesem Fall geht es um diese, die ihren Selbst-Wert und vor allem ihre Aufmerksamkeit und Bestätigung aus dem erfolgreichen Manipulieren Anderer beziehen. Ihr Selbst-Bewußtsein ist so gering ausgeprägt, daß sie sich durch ihre Manipulationen mächtig, wichtig und wertvoll fühlen. Wertvoll deshalb, weil sie ja durch ihr Vorgehen den Lauf der Dinge beeinflussen können, ohne in der organisatorischen oder familiensystemischen Position für ihren tatsächlich ausgeübten Einfluß zu stehen. Sie agieren teilweise sogar aus Opferpositionen heraus. Auch „Opfer" haben eine mächtige Position. Sie leiden zwar bewußt, beeinflussen aber indirekt ihre Täter genauso. Hier wird vielleicht sichtbar, wie nah doch überzogene und unterentwickelte Ausprägungen beieinander liegen können. In diesem manipulierenden Verhalten übertrumpfen die „Notwendigkeiten", ein halbwegs erträgliches Selbst-Gefühl zu haben die meist eher unterschwellig vorhandenen Verlustängste. Diese kommen dann durch, wenn den Manipulatoren ihr Verhalten unter die Nase gerieben wird. Übrigens: Manipulatoren sind nicht mit Besserwissern zu verwechseln. Die finden wir eher beim Archetyp des „Weisen". Herz-, Zentral- und Sakralchakra werden meist von Blockaden betroffen sein.

Selbstbehandlungen:
- Spiegelübung
- Vergebungsübung primär als Selbstvergebung
- Wahrnehmungsübung
- Angstlösung
- Selbstprogrammierung: „ich respektiere die Sphäre, Meinung und den Willen Anderer"
- Selbstprogrammierung: „ich respektiere mich selbst und Andere gleichermaßen"
- Selbstprogrammierung: „ich wahre meine Grenzen, sowie die der

Anderen"
- Selbstprogrammierung: „ich erlaube mir Selbstliebe"
- Chakren „heilen" und verbinden

rachsüchtig:

Aus den niedrigen Selbst-Wert und dem oft fast ganz fehlenden Selbst-Respekt heraus werden Taten Anderer als tiefe Verletzung empfunden. In der Wahrnehmung der Rachsüchtigen ist der Selbst-Wert nur durch eine Rückgabe, eine Vergeltung wieder herstellbar. Wer die kosmischen Gesetze kennt und weiß, daß jede Tat gegen eine andere Person dreifach verstärkt wieder zurück kommt, kann vielleicht ermessen, in welch tiefes Loch der Rachsüchtige sich manövriert. Die Echos werden immer stärker, die Racheaktionen immer verzweifelter, das Verletzungsgefühl immer stärker. Echt rationales Handeln wird daher mit der Zeit immer weniger greifbar. Das, was als als Quelle der Aufmerksamkeitsgewinnung, der Energiegewinnung unbewußt begonnen wurde, endet in der Isolation, sofern der Ausgang in die Liebe nicht gefunden werden kann. Negatives Feedback ist für viele Menschen, die nicht in ihrer Mitte sind, besser als gar kein Feedback. Feedback ist Energie, ist Aufmerksamkeit. Beim Rachsüchtigen überwiegen die Verlustängste und Existenzängste derart, daß ein rationales Abwägen des Verhaltens meist kaum möglich ist. Sonst würde diesen Menschen auffallen, daß sie sich auf die Dauer selbst das Wasser abgraben. Rachsüchtige sind meist nicht in ihrer Herzenergie, aber sehr gefühlsbetont. Entgegen den meisten Anderen agiert in Herzensangelegenheiten der Verstand ohne Kopplung ans Herz, also an die Liebe. Neben Problemen in einzelnen Chakren werden meist die Verbindungen zwischen den Chakren blockiert sein.

Selbstbehandlungen:
- Spiegelübung
- Vergebungsübung primär als Selbstvergebung !!!
- Wahrnehmungsübung
- Wurzelübung

- Angstlösung
- Selbstprogrammierung: „ich erlaube mir, Situationen mit Abstand zu beurteilen"
- Chakren „heilen" und verbinden
- Selbstprogrammierung: „ich erlaube mir, Positives zu erleben"
- Selbstprogrammierung: „ich lasse jegliche Erwartungen los"
- Selbstprogrammierung: „ich unterlasse Wertungen"
- Selbstprogrammierung: „ich lasse mich auf das Leben ein"
- Selbstprogrammierung: „ich erlaube mir die Kontrolle loszulassen"
- Selbstprogrammierung: „ich erlaube mir Selbstliebe"
- Selbstprogrammierung: „ich erlaube mir Leichtigkeit"
- Chakren „heilen" und verbinden

schwer fassbar, „schlüpfrig":

Wahrhaft mystisch unklare Verhaltens- und Ausdrucksweise meint diese Ausprägung. Nur nicht auf irgend etwas festlegen. Dieser Festlegung stehen Verlust- und Existenzängste entgegen. Menschen mit dieser Ausprägung möchten niemanden verprellen. Sie passen sich bezüglich ihrer Meinung an und müssen ihrer Ängste wegen immer „Raum zum Manövrieren" haben. Oft ändern sie ihre Meinung auch innerhalb kurzer Zeit. Festlegung könnte ja auch Festlegung auf „das Falsche" bedeuten. Dazu gehören und dabei sein ist aber bei diesen Ängsten die „sichere Bank". Das fehlende Selbst-Vertrauen, also das fehlende Vertrauen auf die eigenen Fähigkeiten, löst dieses Verhalten aus. Neben Blockaden im Wurzel- und Solarplexuschakra werden die Verbindungen zwischen den Chakren unvollständig oder blockiert sein.

Selbstbehandlungen:
- Spiegelübung
- Vergebungsübung primär als Selbstvergebung
- Wahrnehmungsübung
- Wurzelübung

- Angstlösung
- Selbstprogrammierung: „ich erlaube mir eine eigene Meinung" statt „ich schließe mich lieber Anderen an"
- Selbstprogrammierung: „ich erlaube mir, mich zu Ent-Scheiden"
- Selbstprogrammierung: „ich finde die Kraft in mir, mich nötigenfalls durchzusetzen"
- Selbstprogrammierung: „ich erlaube mir Verläßlichkeit"
- Selbstprogrammierung: „ich lebe in Leichtigkeit"
- Selbstprogrammierung: „ich erlaube mir Selbstliebe"
- Chakren „heilen" und verbinden

„zaubert":

Das Ebenbild des „Zauberers" zaubert unerwartete Patentlösungen hervor. Diese müssen nicht unbedingt passend sein, sind oft aber Aufsehen erregend. Scheinbar bringt diesen Zauberer nichts aus der Ruhe. Mit Lösungsvorschlägen Aufmerksamkeit erregen ist seine Masche, um an Energie zu kommen. Da im persönlichen Umgang Aufmerksamkeit Energie ist, funktioniert das gut. Personen mit dieser Ausprägung können oft auch eine Spur Genialität mitbringen. Sie können charismatisch sein und in ihrem Sein wirken. Das klingt ja ganz toll, wenn ihre Ideen aber nicht ankommen, oder umsetzbar sind, dann wird ihnen die Energie entzogen, was sie reizbar oder traurig macht. Bis zu regelrecht gegensätzlichen, polaren Verhaltensweisen kann das gehen. Kommt der Zauberer dieser Ausprägung nicht so an, wie er erwartet, leidet er selbst. Er braucht die Anerkennung seiner Genialität für seinen fehlenden Selbst-Wert. Er ruht nicht wirklich in sich. Das scheinbar selbstsichere Verhalten kaschiert die Verlustängste. Wer vorangeht, kann die Anderen um sich scharen und wird nicht darauf geprüft, ob er „richtig" ist. „Du machst das nicht richtig", oder „Du bist nicht richtig" war vermutlich eine in der Kindheit oft empfangene Botschaft. So wird eine gewisse Rigidität geschaffen. „Meine Lösung, oder keine". Bezüglich der Chakren wird oft das Halschakra auf Kosten von Herz-, Solarplexus-, Sakral- und Wurzelchakra überbetont sein. Je nach dem, welches tiefer liegende Chakra wie weit blockiert ist, sind die Ideen des Zauberers völlig irrational und nicht umsetzbar (Wurzelchakra). Eventuell taucht der Zauberer bei einem nicht umsetzbaren Vorschlag auch völlig ab und fällt in sich zusammen (Solarplexuschakra).

Selbstbehandlungen:
- Spiegelübung
- Vergebungsübung primär als Selbstvergebung
- Wahrnehmungsübung
- Wurzelübung
- Angstlösung
- Selbstprogrammierung: „ich darf alles, ich muß nichts"
- Selbstprogrammierung: „ich erlaube mir, auch andere Lösungen zu akzeptieren" statt „ich muß immer die beste Lösung haben"
- Selbstprogrammierung: „ich erlaube Anderen eine andere Meinung"
- Selbstprogrammierung: „ich lebe in Leichtigkeit"
- Selbstprogrammierung: „ich erlaube mir Selbstliebe"
- Chakren „heilen" und verbinden

paranoid:
Wer sich immer und ständig von seinen Ängsten, meist Verlustängsten, in die Ecke gedrängt fühlt, bezieht alles auf sich. Eine paranoide Person wird auch in von Außen gesehen freundlichen Handlungen das Negative suchen und wittert immer und überall Angriffe auf sich. Paranoidität ist das Paradebeispiel für die Macht, welche die eigene Denkweise in Bezug auf die Wahrnehmung hat. Der Paranoide wird aus einem freundlichen Lächeln eines Fremden nicht Freundlichkeit, sondern Hinterhältigkeit herauslesen. Warum sollte das Gegenüber lächeln? Hat der was ausgefressen? Hier heraus wird das extrem negative Selbst-Bild ersichtlich. „Du taugst nichts" könnte in der Kindheit ein viel gehörter Satz sein. Die Verlust- und Existenzängste sind hier so weit übersteigert, daß lieber kein Verhältnis zur Außenwelt aufgenommen wird, weil man sich dann ja darauf verlassen kann, für sich zu stehen. Wer sich auf eine Beziehung zu Anderen einläßt

könnte ja enttäuscht werden. Die Enttäuschung wäre zu schmerzhaft, weshalb die Außenwelt lieber gleich negativ vorbelegt wird. Neben den starken Ängsten wird hier die Selbstliebe „am Boden zerstört" sein. Geradezu fies für den Paranoiden dürfte sein, daß er sich selten selbst so wahrnehmen dürfte. Die Wahrnehmung paranoiden Verhaltens – zumindest, wenn sie nicht gerade extrem ausgeprägt ist, liegt eher beim Umfeld. Achtung: sollte die negative Meinung über das Selbst von einer wahrnehmbaren, inneren Stimme, dem „Teufelchen" im Ohr, stammen, dann könnte es sich um eine Besetzung handeln! Dann gehe bitte zu einem versierten Schamanen! Sofern Dir das keine „fremde" Stimme einsagt, dürften das Herzchakra und das Zentralchakra (für die selbstlose Liebe) bei Paranoiden erhebliche Blockaden aufweisen. Die weiteren unteren Chakren werden zumindest kaum Verbindung mit dem Herz- und Zentralchakra haben, oder sind gar selbst auch blockiert.

Selbstbehandlungen:
- Spiegelübung
- Vergebungsübung primär als Selbstvergebung
- Wahrnehmungsübung (!)
- Wurzelübung
- Angstlösung
- Selbstprogrammierung: „ich erlaube mir, auch Positives von Anderen zu erwarten"
- Selbstprogrammierung: „ich nehme Positives von Anderen wahr und erlaube mir, es anzunehmen"
- Selbstprogrammierung: „ich lasse meine Erwartungen los"
- Selbstprogrammierung: „ich lasse meine Wertungen und Urteile Anderen gegenüber los"
- Selbstprogrammierung: „ich erlaube mir, meinen eigenen Wert anzunehmen"
- Selbstprogrammierung: „ich erlaube mir, im Hier und Jetzt zu leben – ohne Einschränkung"
- Selbstprogrammierung: „ich erlaube mir Selbstliebe"

- Chakren „heilen" und verbinden

hebt seine/ihre „höheren" Kenntnisse hervor:

Viele Menschen haben ein Geltungsbedürfnis. Hier wird die Aufmerksamkeit und Energie von Anderen über die Betonung von „höherem" Wissen hervorgehoben. Das muß nicht zwingend wahrhaft mystisches Wissen sein. Dies dürfen wir hier allgemeiner fassen. Dazu kann auch das „Imprägnieren mit Fachbegriffen" zählen, also das in der Situation unangemessene Verwenden von Begriffen und Fachwissen allgemein. Wie meist stecken Verlust- und Existenzängste als Antrieb hinter diesem Verhalten. „Wenn ich besser bin, als die Anderen, werde ich anerkannt" könnte das Credo lauten. Je nach den weiteren Charakterzügen werden vermutlich Blockaden, oder zumindest Einschränkungen in Wurzel-, Sakral-, oder Solarplexuschakra vorliegen.

Selbstbehandlungen:
- Spiegelübung
- Vergebungsübung primär als Selbstvergebung
- Wahrnehmungsübung
- Wurzelübung
- Angstlösung
- Selbstprogrammierung: „ich erlaube mir, meinen Selbst-Wert anzunehmen und zu fühlen"
- Selbstprogrammierung: „ich nehme das Konzept an, 'richtig' zu sein"
- Selbstprogrammierung: „ich erlaube mir, den Wert Anderer zuzulassen"
- Selbstprogrammierung: „ich erlaube mir, auf einer Stufe mit den Anderen zu stehen"
- Selbstprogrammierung: „ich achte meine Grenzen und die der Anderen"
- Selbstprogrammierung: „ich erlaube mir Selbst-Achtung"
- Selbstprogrammierung: „ich erlaube mir Selbstliebe"

- Chakren „heilen" und verbinden (mit besonderem Fokus auf dem Verbinden der Chakren)

„Geist ist alles":
Hier haben wir es mit einer Steigerung der vorigen Ausprägung zu tun. Entweder wird das Umfeld intellektuell, oder spirituell „tot geschlagen", also übertrumpft. Aufmerksamkeit und das Gefühl von Dominanz werden benötigt, um den mageren Selbst-Wert und das geringe Selbst-Bewußtsein zu überspielen. Die treibenden Ängste sind dieselben, wie zuvor, nur sind diese noch stärker. Neben eingeschränkten Wurzel-, Sakral- und Solarplexuschakren können auch erhebliche Blockaden im Herz- und Zentralchakra vorliegen.

Selbstbehandlungen:
- Spiegelübung
- Vergebungsübung primär als Selbstvergebung
- Wahrnehmungsübung
- Wurzelübung
- Angstlösung
- Selbstprogrammierung: „ich erlaube mir, meinen Selbst-Wert anzunehmen und zu fühlen"
- Selbstprogrammierung: „ich nehme das Konzept an, 'richtig' zu sein"
- Selbstprogrammierung: „ich erlaube mir, den Wert Anderer zuzulassen und anzunehmen"
- Selbstprogrammierung: „ich erlaube mir, auf einer Stufe mit den Anderen zu stehen"
- Selbstprogrammierung: „ich achte meine Grenzen und die der Anderen"
- Selbstprogrammierung: „ich erlaube mir Selbst-Achtung"
- Selbstprogrammierung: „ich erlaube mir Selbstliebe"
- Chakren „heilen" und verbinden (mit besonderem Fokus auf dem Verbinden der Chakren)

Unterentwickelte Ausprägungen:

ängstlich, gestresst:

Menschen mit dieser Ausprägung sind meist unruhig und kommen dem Beobachter wie ein Kaninchen vor, das befürchtet im nächsten Moment vom Greifvogel geschnappt zu werden. Sie sind nicht nur einfach unsicher, sondern sie müssen sich oft rückversichern. Selbst aus offensichtlich harmlosen Situationen heraus wird Negatives erwartet. Dazugehören ist enorm wichtig. Letztlich sind es hier primär die Existenzängste, welche nach außen sichtbar sind. Der siamesische Zwilling der Existenzangst, die Verlustangst, ist nicht offenbar. Diese Menschen sind nicht in ihrer Kraft. Neben Einschränkungen im Wurzelchakra wird meist eine stärkere Blockade im Sakral- und/oder Solarplexuschakra zu finden sein. Auch das Halschakra kann beeinträchtigt sein.

Selbstbehandlungen:
- Spiegelübung
- Vergebungsübung primär als Selbstvergebung
- Wahrnehmungsübung
- Wurzelübung
- Selbstprogrammierung: „ich erlaube mir, meinen Selbst-Wert anzunehmen und zu fühlen"
- Selbstprogrammierung: „ich nehme das Konzept an, 'richtig' zu sein"
- Selbstprogrammierung: „ich erlaube mir, den Wert Anderer zuzulassen und anzunehmen"
- Selbstprogrammierung: „ich traue mir Sicherheit zu" statt „mein Unsicherheitsgefühl hemmt mich"
- Selbstprogrammierung: „ich lebe in Fülle" statt „meine Existenz ist ständig gefährdet"
- Selbstprogrammierung: „ich achte meine Grenzen und die der Anderen"
- Selbstprogrammierung: „ich erlaube mir Selbst-Achtung"

- Selbstprogrammierung: „ich erlaube mir Selbstliebe"
- Chakren „heilen" und verbinden

hoffnungslos:

Zu jeder Ausprägung gibt es eine Steigerung. Hier finden wir eine solche zu „ängstlich, gestresst". Ähnlich dem Opfer, das durch seine scheinbare Hilflosigkeit vom Gegenüber Aufmerksamkeit / Energie erbettelt und meist seinen „Peiniger" durch seine unterwürfige Haltung manipuliert, ist der „Hoffnungslose" in einer ähnlichen Position. Der Hoffnungslose wird von jeder positiven Person im Umfeld Zuspruch, also Aufmerksamkeit / Energie erhalten. Zumindest so lange, bis er den Positiven genug Energie abgesaugt hat, um sich selbst wieder gut zu fühlen, oder sein Spiel durchschaut wird. Die selben Ängste, wie immer, sind als Antreiber am Werk. Neben deutlichen Defiziten in Sakral- und Solarplexuschakra wird das Herzchakra ebenfalls nicht „frei" sein.

Selbstbehandlungen:
- Spiegelübung
- Vergebungsübung primär als Selbstvergebung
- Wahrnehmungsübung
- Wurzelübung
- Selbstprogrammierung: „ich nehme das Konzept an, daß es immer eine gute Lösung für mich gibt"
- Selbstprogrammierung: „ich lasse los, die Aufmerksamkeit Anderer zu benötigen"
- Selbstprogrammierung: „ich nehme meinen Selbst-Wert an"
- Selbstprogrammierung: „ich achte mich selbst"
- Selbstprogrammierung: „ich nehme meine Eigenmacht immer und in allen Situationen an"
- Selbstprogrammierung: „ich lebe in Fülle"
- Chakren „heilen" und verbinden

glaubt nicht an Gutes:

Ein „Hoffnungsloser" ist durchaus mal kurz positiv gestimmt. Beim kleinsten Anlaß ist es dann aber mit der positiven Sicht vorbei. Menschen mit dieser Ausprägung haben das Gefühl schon so oft enttäuscht worden zu sein, daß eine positive Sicht kaum noch möglich ist. Zu den bereits beschriebenen Ängsten und energetischen Einschränkungen kommt die negative Erfahrung dazu. Trotzdem, wie durch jede extreme Einstellung wird auch hier Aufmerksamkeit / Energie geräubert, da extreme Einstellungen polarisieren. Polarisieren erzeugt Aufmerksamkeit. Aus diesem Prinzip heraus funktioniert heute Politik!

Selbstbehandlungen:
- Spiegelübung
- Vergebungsübung primär als Selbstvergebung
- Wahrnehmungsübung
- Wurzelübung
- Selbstprogrammierung: „ich nehme das Konzept an, daß es immer eine gute Lösung für mich gibt"
- Selbstprogrammierung: „ich lasse los, die Aufmerksamkeit Anderer zu benötigen"
- Selbstprogrammierung: „ich nehme meinen Selbst-Wert an"
- Selbstprogrammierung: „ich achte mich selbst"
- Selbstprogrammierung: „ich traue mir Sicherheit zu" statt „mein Unsicherheitsgefühl hemmt mich"
- Selbstprogrammierung: „ich öffne mich für positive Erfahrungen" statt „meine negative Erwartungshaltung finde ich bestätigt"
- Selbstprogrammierung: „ich nehme meine Eigenmacht immer und in allen Situationen an"
- Selbstprogrammierung: „ich lebe in Fülle"
- Chakren „heilen" und verbinden

leicht beeinflussbar:
Nicht primär die Unsicherheit ist es, die Menschen leicht beeinflussbar sein, oder wirken läßt. Vielmals ist der Wunsch dazu zu gehören die treibende Kraft. Anerkennung und dazu gehören sind immer Anzeichen für Verlustängste. Diese hebeln dann wieder die Existenzängste und unsere Angst-Zwillinge sind mal wieder aktiv. Die unteren drei Chakren, sowie das Halschakra werden bei dieser Ausprägung nicht verbunden, oder „zu" sein.

Selbstbehandlungen:
- Spiegelübung
- Vergebungsübung primär als Selbstvergebung
- Wahrnehmungsübung
- Wurzelübung
- Selbstprogrammierung: „ich nehme meinen eigenen Wert an"
- Selbstprogrammierung: „ich achte mich selbst"
- Selbstprogrammierung: „ich bin unabhängig in meinen Ansichten und Entscheidungen"
- Selbstprogrammierung: „ich erlaube mir Selbstliebe"
- Selbstprogrammierung: „ich fühle meine Eigen-Macht und lasse sie zu"
- Selbstprogrammierung: „ich traue mir meinen Weg zu"
- Chakren „heilen" und verbinden

an eigenen Fähigkeiten zweifelnd:
Zwischen „ängstlich, gestresst" und „hoffnungslos" ist diese Ausprägung einzuordnen. Neben den Ängsten, die hier etwas mehr im Hintergrund spürbar sind, spielt hier Prägung und Gelerntes neben den energetischen Blockaden eine Rolle. Daher empfehlen sich hier verschiedene Selbstprogrammierungen zur Auflösung.

Selbstbehandlungen:
- Spiegelübung

- Vergebungsübung primär als Selbstvergebung
- Wurzelübung
- Wahrnehmungsübung
- Wurzelübung
- Selbstprogrammierung: „ich nehme das Konzept an, daß es immer eine gute Lösung für mich gibt"
- Selbstprogrammierung: „ich lasse los, die Aufmerksamkeit Anderer zu benötigen"
- Selbstprogrammierung: „ich nehme meinen Selbst-Wert an"
- Selbstprogrammierung: „ich achte mich selbst"
- Selbstprogrammierung: „ich nehme meine Eigenmacht immer und in allen Situationen an"
- Selbstprogrammierung: „ich traue mir Sicherheit zu"
- Selbstprogrammierung: „ich lebe in Fülle"
- Chakren „heilen" und verbinden

in Phantasiewelt lebend – flüchtend:
Über die hier beschriebenen Konstellationen hinaus – und hier sind hauptsächlich Verlustängste und Energieblockaden am Werk – spielen häufige negative Erfahrungen, eventuell Vernachlässigung, eine große Rolle. Resignation hat sich stärker breit gemacht, als bei der Ausprägung „glaubt an nichts Gutes". Diese Menschen können sogar relativ gut in ihrer Mitte sein, ziehen sich aber aus Angst vor weiteren negativen Erfahrungen mit ihrem Umfeld aus diesem zurück. Computerspiele, Phantasy-Romane, Fernsehen, solche Ablenkungshilfen ersetzen neben dem sozialen Rückzug das Umfeld. Inmitten seiner „Helden" aus Spielen und Geschichten fühlt sich der „Phantast" sicher, mächtig und geborgen. In sofern wird es für diesen Menschen schwierig, sich selbst zu erkennen. Quasi fehlt die Krankheitseinsicht. Es wird ja alles getan, die Sehnsucht und den Schmerz des Unterbewußten überzuwalzen und nicht wahrzunehmen. Die hier genannten Lösungsvorschläge sind also für die seltenen Fälle gedacht, in denen der Mut gefunden werden kann, sich dem eigenen Schmerz zu stellen.

Besondere Wichtigkeit haben die Wurzelübung, sowie die Selbstprogrammierungen, welche bitte in dieser Reihenfolge abgearbeitet werden sollten. Die nächsten möchte ich bitten, erst dann in Angriff zu nehmen, wenn sich die vorige gut und stimmig anfühlt, denn sie bauen aufeinander auf. Selbstverständlich sind alle diese Übungen wichtig für die Überwindung der „Lebensflucht". Die mögliche Vielfalt der Chakrenblockaden macht es kaum möglich, hier wirklich passende Aussagen zu treffen. In unterschiedlicher Gewichtung werden tatsächlich alle Chakren betroffen sein. Wurzel-, Solarplexus- und Halschakra sind vermutlich immer mit dabei.

Selbstbehandlungen:
- Spiegelübung
- Vergebungsübung primär als Selbstvergebung
- Wahrnehmungsübung
- Wurzelübung
- Selbstprogrammierung: „ich erlaube mir, in Anderen Positives wahrzunehmen"
- Selbstprogrammierung: „ich nehme meinen Eigen-Wert an"
- Selbstprogrammierung: „ich achte mich selbst uneingeschränkt"
- Selbstprogrammierung: „ich stelle mich dem Leben als Ganzes"
- Selbstprogrammierung: „ich traue mir Sicherheit zu"
- Selbstprogrammierung: „ich nehme meine Eigenmacht immer und in allen Situationen an"
- Selbstprogrammierung: „ich lebe in Fülle"
- Chakren „heilen" und verbinden

Liebender

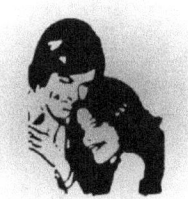

Überzogen (Desperado, Schurke)	*Ausgewogen*	*Unterentwickelt (Einzelgänger/In)*
lüstern, verzweifelt, verblendet, beziehungs-instabil, ständig suchend	klug, gebildet, scharf-sinnig, kenntnisreich, wahrnehmend, Wahrheit suchend, vernünftig, logisch, mit gesundem Abstand von Ereignissen, kann schlecht Gefühle ausdrücken, Beweise und Geschichte sind wichtig.	unbeweglich durch Mangel an Kenntnissen und Verständnis "weiß ich nicht, muss/kann ich nicht wissen", unfähig Entscheidungen zu treffen, pessimistisch, "ist egal"

Notiere hier Deine Ausprägungen für den Archetyp Liebende/r – möglichst mit einem radierbaren Stift. Diese Ausprägungen sollen sich ja mit der Zeit auch ändern...

Überzogen (Desperado, Schurke)	Ausgewogen	Unterentwickelt (Einzelgänger/In)

Überzogene Ausprägungen:

lüstern:

Mit „Lüstern" ist archetypisch eine Person gemeint, die gerne mit anzüglichen Bemerkungen und oftmals übergriffigen Handlungen auf sich aufmerksam macht. Als Mann wäre das eventuell Busengrabschen, oder in den Po einer Frau kneifen, die nicht seine Partnerin ist. Eventuell nur eine entfernte Bekannte. Als Frau wäre das die übertrieben Flirtende. In beiden Fällen werden Grenzen des Gegenüber angekratzt, oder überschritten. Der Eindruck „der muß es aber nötig haben" entsteht beim Beobachter. Verbal geht es gerne unter die Gürtellinie und das meist freundliche Lachen entschärft die Situation zwar, macht aber die Verletzung beim Gegenüber nicht wett. Wer in sexueller Hinsicht nicht in seiner Mitte ist, sich nicht attraktiv, oder wertvoll fühlt, kann versucht sein mit allen Mitteln auf sich aufmerksam zu machen. Unsicherheit bei der eigenen Wirkung auf das Umfeld spielt dabei auch eine Rolle. Daran sehen wir die treibenden Kräfte. Wieder einmal ist der Selbst-Wert und das Selbst-Bewußtsein das Unterentwickelte. Auf der körperlichen Ebene wird eine Kompensation gesucht. „Du bist nicht richtig" wird eine Nachricht sein, die diese Menschen in Kindheit und Jugend öfter vermittelt wurde, wobei der Bezug auf Äußerlichkeiten dabei heran gezogen wurden. Verlust- und Existenzängste äußern sich durch das Überbewerten der Sexualität. Binden durch Äußerlichkeiten. Von der Leere im Innen immer schön ablenken. Energetisch wird neben dem Wurzelchakra besonders bei Sakral- und Solarplexuschakra mit Blockaden zu rechnen sein. Darüber hinaus fehlt es bei Herz- und Zentralchakra. Die Eigenliebe des Herzchakras ist unzureichend entwickelt.

Selbstbehandlungen:
- Spiegelübung
- Vergebungsübung primär als Selbstvergebung
- Wahrnehmungsübung

- Wurzelübung
- Angstlösung
- Selbstprogrammierung: „ich erkenne meine inneren Werte an"
- Selbstprogrammierung: „ich erlaube mir wertvoll zu sein"
- Selbstprogrammierung: „ich wahre meine Grenzen und die der Anderen" statt „ich nutze Andere zu meiner Bestätigung"
- Selbstprogrammierung: „ich lebe in Leichtigkeit"
- Chakren „heilen" und verbinden

verzweifelt:

In diesem Zusammenhang will „verzweifelt" eine Person beschreiben, die lieber an einem „falschen" Partner festhält, als daß sie sich auf sich selbst besinnt und alleine lebt. Die Verlust- und Existenzängste sind sehr präsent. Aus Angst wird an Menschen festgehalten, die ganz offensichtlich nicht gut tun. Dies ist Personen mit dieser Ausprägung bekannt, sie finden den Ausweg aber nicht. Neben den Ängsten wird die Macht über sich selbst, die Eigen-Macht an den Partner und das Umfeld abgegeben. Diese bekommen die Macht zuerkannt, für das Wohl verantwortlich zu sein. Deshalb kann unsere Person auch „wunderbar" über diese schimpfen und meckern. Sie ändert aber nichts. Dafür müßte sie ihre Eigenmacht annehmen und eben etwas ändern. Führend wird eine Blockade im Wurzelchakra vorhanden sein. Dazu kommt eine stärkere Blockade im Herzchakra. Weniger starke Einschränkungen werden sich beim Sakral-, Solarplexuschakra finden lassen. Auch das Halschakra kann bei den hartnäckigeren Blockaden dabei sein.

Selbstbehandlungen:
- Spiegelübung
- Vergebungsübung primär als Selbstvergebung
- Wahrnehmungsübung
- Wurzelübung
- Angstlösung

- Selbstprogrammierung: „ich nehme meinen Selbst-Wert vorbehaltlos an"
- Selbstprogrammierung: „ich nehme meine Eigen-Macht immer und vorbehaltlos an" statt „ich mache Andere für mein Leben verantwortlich"
- Selbstprogrammierung: „ich lebe in Leichtigkeit"
- Chakren „heilen" und verbinden

verblendet:

Diese Ausprägung stellt teilweise eine Steigerung von „verzweifelt" dar und hat doch ganz eigene Eigenschaften, die weit über den Verzweifelten hinausgehen. Der Verblendete nimmt Andere und deren Bedürfnisse kaum wahr. Nur nicht in den Vergleich gehen. Nur nicht den eigenen, meist sehr niedrigen Selbst-Wert mit dem Gegenüber vergleichen. Wie kleine Kinder sich die Augen zuhalten und meinen, der Andere könne sie dann auch nicht sehen, handeln die Verblendeten. Wenn das Selbst stark überzeichnet wird, müssen Andere das wahrnehmen und sind so geblendet, daß sie dagegen schwach und hilflos aussehen sollen. Dieses Bild funktioniert aber nur aus der eigenen Sicht heraus. Von Außen ist das Spiel schnell durchschaut. Die Ängste durch ein krampfhaft aufgebautes und erhaltenes, überzeichnetes Selbstbild in Schach gehalten. Stärkere Blockaden dürften in Wurzel-, Solarplexus-, Herzchakra und dem dritten Auge zu finden sein.

Selbstbehandlungen:
- Spiegelübung
- Vergebungsübung primär als Selbstvergebung
- Wahrnehmungsübung
- Wurzelübung
- Angstlösung
- Selbstprogrammierung: „ich nehme meinen Selbst-Wert vorbehaltlos an"
- Selbstprogrammierung: „ich erkenne Andere in ihrem Sein an"

- Selbstprogrammierung: „ich nehme meine Eigen-Macht immer und vorbehaltlos an"
- Selbstprogrammierung: „ich lebe in Leichtigkeit"
- Chakren „heilen" und verbinden

beziehungsinstabil:

Es muß nicht gleich eine Borderline-Persönlichkeitsstörung sein. Diese würde aber den Extremfall dieser Ausprägung darstellen und sich nicht nur auf Partner beziehen. Die Bindung an einen Partner kann über Jahre halten, aber trotzdem instabil sein. Auch (vermeintliche) Sachzwänge können Personen aneinander ketten. Mit „beziehungsinstabil" wird auch nicht nur eine ständig in ihrer Intensität schwankende Beziehung ausgedrückt. Genauso kann ein Mensch mit dieser Ausprägung in einer neuen Beziehung aufgehen, stellt aber nach ein paar Monaten fest, daß da immer mehr nicht so gut paßt. Nach einem bis drei Jahren ist diese Beziehung dann zu Ende und die nächste Beziehung wird gesucht, welche dann im gleichen Muster abläuft. Häufig soll der Partner optimal passen und sich vor Allem an die eigene Person anpassen. Daß man sich selbst auch anpassen darf, wird übersehen. Der Selbst-Wert hängt viel von der Harmonie und Gemeinsamkeit ab. Läuft es mal nicht so gut, knabbert das erheblich an der Selbst-Wahrnehmung, da man ja ohne den Partner „nichts" ist. Bei Borderlinern schlägt dieses Extrem der krampfhaft gesuchten Nähe und Intimität ins Gegenteil um, da unbewußt realisiert wird, daß man dabei ist, sich selbst zu verlieren. Diese Angst löst letztlich die heftigen Abwehrreaktionen aus, zu denen Borderliner fähig sind. In stark abgeschwächter Form kann das auf andere „Beziehungsinstabile" zutreffen. Neben unterschiedlich stark ausgeprägten Verlust- und Existenzängsten steht das niedrige Selbst-Bewußtsein im Vordergrund. Gerade die Spiegelübung hilft hier. Herz- und Zentralchakra dürften neben dem Solarplexuschakra die massivsten Blockaden aufweisen. Auch das Sakralchakra ist häufig betroffen.

Selbstbehandlungen:

- Spiegelübung
- Vergebungsübung primär als Selbstvergebung
- Wahrnehmungsübung
- Angstlösung
- Selbstprogrammierung: „ich erlaube mir, mich selbst anzuerkennen"
- Selbstprogrammierung: „ich nehme meinen Selbst-Wert vorbehaltlos an"
- Selbstprogrammierung: „ich erlaube mir, Andere so zu lassen, wie sie sind" statt „ich forme mein Umfeld nach meinen Bedürfnissen"
- Selbstprogrammierung: „ich erlaube mir, mich selbst zu lieben"
- Chakren „heilen" und verbinden

ständig suchend:

Wer ständig sucht, ist mit sich und der Umwelt nicht zufrieden. Es muß doch noch etwas besser gehen. Es muß sich doch ein Partner finden, der noch besser paßt. Daß die Ursache dieser Suche in fehlender, oder wechselnder Selbst-Liebe und mangelndem Selbst-Wert liegt, macht den Maßstab für Andere unberechenbar. Beziehungen sind daher in größeren Zeitabständen wechselnd. Eine große Ähnlichkeit zu „beziehungsinstabil" ist vorhanden. Menschen mit dieser Ausprägung sind oft relativ starr in ihren Ansichten und Lösungsansätzen. Wenn sie sich gegenüber ihrem Partner etwas „bewegt" haben, muß ja der Andere mitziehen. Erwartungshaltung spielt eine große Rolle. Diese Erwartungshaltung, welche auch gerne mal durch höhere Erwartungen ersetzt wird, wenn die bisherigen Erwartungen erfüllt wurden, machen die Hürden mit dem bestehenden Partner klar zu kommen höher und höher. Eventuell möchte der Partner diese Erwartungen auch nicht mehr erfüllen? Deshalb steht dann immer mal wieder ein Wechsel an. Ähnlich verhält sich das auch mit anderen Personen im Umfeld. Bei Partnern ist das nur deutlicher erkennbar. Oft wird das Wurzelchakra, sowie das Solarplexuschakra hier die stärkeren Blockaden aufweisen. Die Verbindung zwischen den anderen Chakren und dem Herz- und Zentralchakra dürften auch beeinträchtigt sein.

Selbstbehandlungen:
- Spiegelübung
- Vergebungsübung primär als Selbstvergebung
- Wahrnehmungsübung
- Wurzelübung
- Angstlösung
- Selbstprogrammierung: „ich erlaube mir, mich selbst anzuerkennen"
- Selbstprogrammierung: „ich nehme meinen Selbst-Wert vorbehaltlos an"
- Selbstprogrammierung: „ich erlaube mir, Andere so anzunehmen, wie sie sind"
- Selbstprogrammierung: „ich erlaube mir, mich selbst zu lieben"
- Chakren „heilen" und verbinden

Unterentwickelte Ausprägungen:

unbeweglich durch Mangel an Kenntnissen und Verständnis "weiß ich nicht, muss/kann ich nicht wissen":

Dies kann man auch als Ignoranz bezeichnen. Hier ist der Versuch zu erkennen, sich gegen Anforderungen von Außen durch Abschottung zu retten. Klar, da kommt noch eine gute Portion Bequemlichkeit hinzu. Treibend sind hier mal wieder Ängste in Form von Verlust- und Existenzängsten. Verlustängste können, wie wir schon an anderen Ausprägungen gesehen haben, dazu führen, daß sich Menschen lieber abschotten und in die Einsamkeit gehen, als sich auf das Risiko des Verlassenwerdens einzulassen. Das führt zu einer Einengung im ganzen Leben und wird sich auch in den meisten Lebenslagen zeigen. In fast allen Chakren werden sich Blockaden feststellen lassen. Herz- und Zentralchakra, sowie Solarplexus- und Wurzelchakra dürften die stärksten Beeinträchtigungen aufweisen.

Selbstbehandlungen:
- Spiegelübung
- Vergebungsübung primär als Selbstvergebung
- Wahrnehmungsübung
- Wurzelübung
- Angstlösung
- Selbstprogrammierung: „ich erlaube mir, auch verletzt zu werden" statt „ich vermeide seelische Schmerzen"
- Selbstprogrammierung: „ich wahre meine Grenzen, sowie die der Anderen"
- Selbstprogrammierung: „ich erlaube mir zu leben" statt „ich vermeide, was auch zum Leben gehört"
- Selbstprogrammierung: „ich nehme meinen eigenen Wert vorbehaltlos an"
- Selbstprogrammierung: „ich erlaube mir Selbst-Liebe"

- Selbstprogrammierung: „ich achte mich selbst"
- Chakren „heilen" und verbinden

unfähig Entscheidungen zu treffen:
Während der unterentwickelte Krieger aus Mangel an Antrieb und der unterentwickelte Weise aus Mangel an Wissen und innerer Sicherheit Entscheidungen vermeidet, ist es bei dieser Ausprägung der Mangel an Liebe und Selbstliebe, der Entscheidungen verhindert. Es erscheint nicht erstrebenswert genug sich für oder gegen etwas zu entscheiden. Das Herz „schlägt" selten für irgend etwas. Da keine Begeisterung empfunden wird, gibt es keine Motivation etwas zu tun. Eine Ent-Scheidung bedeutet auch einen als sicher, weil bekannten Zustand zu verändern. Das Wort besagt bereits, daß eine Veränderung erfolgen muß. „Scheiden". Damit Neues kommen kann, muß Altes gehen. Die Angst vor Veränderung, vor Neuem, ist eine enge Verwandte der Existenzangst. Energetisch gesehen werden Blockaden im Herz- und Zentralchakra, sowie dem Wurzelchakra dominieren.

Selbstbehandlungen:
- Spiegelübung
- Vergebungsübung primär als Selbstvergebung
- Wahrnehmungsübung
- Wurzelübung
- Angstlösung
- Selbstprogrammierung: „ich erlaube mir Veränderung" statt „ich halte an Altem fest"
- Selbstprogrammierung: „ich wahre meine Grenzen und die der Anderen"
- Selbstprogrammierung: „ich erlaube mir die Vielfalt des Lebens"
- Selbstprogrammierung: „ich erlaube mir Selbstliebe"
- Selbstprogrammierung: „ich lebe in Leichtigkeit"
- Chakren „heilen" und verbinden

pessimistisch:

Niemand handelt gegen besseres Wissen negativ. Der Pessimist hat die Erfahrung gemacht, daß negative Erwartung zu passenden Ergebnissen führt und erhält daraus eine gewisse Bestätigung. Daß das aufgrund des Gesetzes der Resonanz mit positiver Erwartung auch funktionieren würde, entzieht sich aber dem Erfahrungshorizont des Pessimisten. Positive Überraschungen sind selten, werden aber gegebenenfalls mit einem kurzen Wohlgefühl zur Kenntnis genommen. Sie kommen gegen die negative Voreinstellung nicht an, weshalb kein Umdenken möglich ist. Letztlich bremsen hier ebenfalls Ängste vor Veränderung die Entwicklung aus. Negatives ist bekannt, Bekanntes gibt Sicherheit, Neues ist unsicher und vermittelt daher Angst. Zu stärkeren Blockaden im Herzchakra werden Hals- und Solarplexuschakra ebenfalls Blockaden aufweisen.

Selbstbehandlungen:
- Spiegelübung
- Vergebungsübung primär als Selbstvergebung
- Angstlösung
- Selbstprogrammierung: „ich nehme das Konzept an, alle benötigte Kraft in mir selbst zu finden"
- Selbstprogrammierung: „ich erlaube mir Veränderung" statt „ich halte an Altem fest"
- Selbstprogrammierung: „ich erlaube mir Ent-Täuschung"
- Selbstprogrammierung: „ich nehme meine Eigen-Macht immer und unter allen Umständen an"
- Selbstprogrammierung: „ich lasse mich auf das Leben ein"
- Selbstprogrammierung: „ich erlaube mir Selbstliebe"
- Selbstprogrammierung: „ich lebe in Leichtigkeit"
- Chakren „heilen" und verbinden

„ist egal":

In dieser Ausprägung sehen wir eine Mischung aus dem Pessimisten und „unfähig Entscheidungen zu treffen" in diesem Archetypen. Auch hier ist die Angst vor Veränderung die Ursache für die Lähmung. Natürlich ist nicht egal, was passiert. Scheinbar hat in früheren Zeiten die eigene Entscheidung nicht die gewollten Auswirkungen auf das eigene Erfahren gebracht. Möglicherweise wurde die eigene Meinung durch Eltern und Umfeld zu oft mißachtet. Der so unterdrückte Selbst-Wert und die dadurch mangelnde Selbst-Liebe führen zu dieser Selbst-Mißachtung. Neben Herzchakra sind meist auch im Solarplexus- und Sakralchakra starke Blockaden zu finden, da neben dem eigenen Weg auch die eigene Kraft verloren gegangen ist.

Selbstbehandlungen:
- Spiegelübung
- Vergebungsübung primär als Selbstvergebung
- Wahrnehmungsübung
- Wurzelübung
- Angstlösung
- Selbstprogrammierung: „ich ermächtige mich"
- Selbstprogrammierung: „ich nehme meinen Selbst-Wert an"
- Selbstprogrammierung: „ich lasse die mir innewohnende Kraft zu"
- Selbstprogrammierung: „ich erlaube mir Veränderung"
- Selbstprogrammierung: „ich lasse mich auf das Leben ein"
- Selbstprogrammierung: „ich erlaube mir Selbstliebe"
- Selbstprogrammierung: „ich lebe in Leichtigkeit"
- Chakren „heilen" und verbinden

Spaßvogel

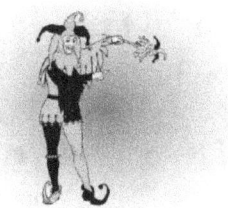

Überzogen (Idiot)	Ausgewogen	Unterentwickelt (Depressive/r)
boshaft, macht "Späße" auf Kosten Anderer, sarkastisch, sardonisch, störend, leicht ablenkbar und ablenkend, wichtige Sachen unterbrechend, leichtfertig, nimmt nichts ernst	humorvoll, lachend, freudig,Unterhaltung bringend, zeigt die positive Seite aller Dinge, befreit von Negativität und Überernst	aalt sich in der Nega-tivität und im Kummer, fühlt sich oberflächlich und unsicher, empfindet Mangel an Bedeutung

Notiere hier Deine Ausprägungen für den Archetyp Spaßvogel – möglichst mit einem radierbaren Stift. Diese Ausprägungen sollen sich ja mit der Zeit auch ändern...

Überzogen (Idiot)	Ausgewogen	Unterentwickelt (Depressive/r)
-------------------------	-------------------------	-------------------------
-------------------------	-------------------------	-------------------------
-------------------------	-------------------------	-------------------------
-------------------------	-------------------------	-------------------------
-------------------------	-------------------------	-------------------------
-------------------------	-------------------------	-------------------------

Überzogene Ausprägungen:

boshaft, macht „Späße" auf Kosten Anderer:

In den Angriff zu gehen ist zwar die beste Verteidigung. Ein direkter Angriff würde aber Gegenangriffe zur Folge haben. Dies ist gar nicht erwünscht. Es geht bei diesem Verhalten darum, Aufmerksamkeit zu binden und sich auf Kosten Anderer besser zu fühlen. Ein offener Angriff wäre da kontraproduktiv. Entweder würde der Andere sich abwenden, oder handgreiflich werden. Diese Art von „Spaßvogel" ist aber kein Krieger. Er hat kein Interesse an einer echten Auseinandersetzung und versucht mit „Nadelstichen" an die Energie / Aufmerksamkeit seines Umfeldes zu gelangen. Genau hier wird dann auch klarer was ihn antreibt. Mangel an Selbst-Liebe und Selbst-Wert. Deshalb ist es wichtig, sein Umfeld nicht völlig zu vergrätzen. Trotz seiner grenzwertigen Art wird sich dieser Mensch vom Archetypen Spaßvogel ein ihm gewogenes Umfeld erhalten können. Dieses Umfeld gibt ihm, was er sich selbst nicht geben kann. Unterschwellige Verlustängste treiben ihn an, sich so zu verhalten. Diese sind aber nicht so stark, wie bei vielen anderen Archetypen und Ausprägungen dieser Archetypen. Der Leidensdruck ist nicht so groß. Er wird es nur, wenn dieser „Spaßvogel" mit seinem „Energiedrama" konfrontiert und er ausgegrenzt wird. Herz- und Zentralchakra dürften die massivsten Blockaden aufweisen, gefolgt vom Sakralchakra.

Selbstbehandlungen:
- Spiegelübung
- Vergebungsübung primär als Selbstvergebung
- Wahrnehmungsübung
- Angstlösung
- Selbstprogrammierung: „ich erlaube mir, auch verletzt zu werden" statt „ich teile aus, um nicht einstecken zu müssen"
- Selbstprogrammierung: „ich nehme meinen eigenen Wert an"
- Selbstprogrammierung: „ich wahre meine Grenzen, sowie die der Anderen"

- Selbstprogrammierung: „ich erlaube mir mich selbst zu lieben"
- Chakren „heilen" und verbinden

sarkastisch, sardonisch:

Sarkasmus und Sardonismus sind nah verwandt. Sarkasmus ist bitterer Hohn und Spott, während Sardonismus eher grimmig und schmerzvoll ist. Beides wird als Stilmittel in der Sprache aus einer scheinbar erhöhten Stellung heraus gebraucht. Wer machtvoll ist kann „das niedere Volk" verhöhnen. Im Zusammenhang mit einzelnen Personen und der archetypischen Ausprägung wird ebenfalls versucht eine erhöhte Stellung einzunehmen. Diese als erhöht empfundene Stellung verschafft ein besseres Selbst-Gefühl, als im „Quark" der Anderen zu waten. Die Bitterkeit hinter den Worten zeigt das wahre Gesicht. Wie so oft ist es das Gesicht der Angst. Wer sich tatsächlich machtlos und ohnmächtig fühlt greift in seiner Verbitterung, aus seinen negativen Erfahrungen heraus zum Sarkasmus oder Sardonismus. Der gefühlt schon eingetretene Verlust bricht sich Bahn. Somit haben wir wieder mal die üblichen Verdächtigen in Sachen Ängste identifiziert: Verlustängste gefolgt von Existenzängsten. Herzchakra und Sakralchakra dürften die stärksten Blockaden bei Menschen mit dieser Ausprägung aufweisen.

Selbstbehandlungen:
- Spiegelübung
- Vergebungsübung primär als Selbstvergebung
- Wahrnehmungsübung
- Angstlösung
- Selbstprogrammierung: „ich erlaube mir, positive Erfahrungen zu machen" statt „ich erwarte das Negative"
- Selbstprogrammierung: „ich vergebe mir meine bisherige, negative Erwartung"
- Selbstprogrammierung: „ich erlaube mir, mich selbst zu lieben"
- Selbstprogrammierung: „ich lebe in Leichtigkeit"
- Chakren „heilen" und verbinden

störend, leicht ablenkbar und ablenkend, wichtige Sachen unterbrechend:

„Wenn ich mich schon überfordert fühle, darf auch sonst niemand was mitbekommen". Das wäre das sich zeigende Bild, welches ganz besonders in der Schule oft zu beobachten ist. Wer andere stört, bekommt Aufmerksamkeit. Das mag oft negative Aufmerksamkeit sein, aber eben doch Aufmerksamkeit. ADHS lautet oft die Diagnose bei Kindern heute. Aufmerksamkeitsdefizitsyndrom. Was bedeutet das? Menschen mit dieser Ausprägung haben gefühlt zu wenig Aufmerksamkeit als Kind erfahren. Über das Anziehen von Aufmerksamkeit wird versucht, dieses zu kompensieren. Die fehlende Aufmerksamkeit im Kindesalter kann aber nicht kompensiert werden. Trotzdem versuchen Personen mit dieser Ausprägung es aber immer wieder. Unbewußt ist ihr Mangel so weit an der Oberfläche, daß er ihre eigene Konzentrationsfähigkeit beeinträchtigt – sie sind leicht ablenkbar. Wer selbst nicht mehr konzentriert ist, sucht, wie in diesem Fall, nach Aufmerksamkeit und einem Grund sich nicht mehr konzentrieren zu müssen. Deshalb ist es aus ihrem Mangel heraus angezeigt, die Anderen von ihrer Arbeit abzuhalten. Die eigene Minderleistung fällt dann weniger ins Gewicht. Von der Minderleistung aus findet sich also die Brücke zur Existenzangst. Wie wir ja wissen, ist das immer der Bruder der Verlustangst. „Wenn ich schon (gefühlt) nichts leiste, kann ich mein Umfeld wenigstens unterhalten" könnte ein Glaubenssatz sein. So wird Akzeptanz erreicht, obwohl das Verhalten eigentlich inakzeptabel ist. Die Denk- und Konzentrationsblockaden deuten auf Themen im Wurzelchakra hin. Der geringe Selbst-Wert auf das Solarplexuschakra. Hier werden die stärksten Blockaden zu finden sein.

Selbstbehandlungen:
- Spiegelübung
- Vergebungsübung primär als Selbstvergebung
- Wahrnehmungsübung
- Wurzelübung

- Angstlösung
- Selbstprogrammierung: „ich nehme mich voll und ganz an"
- Selbstprogrammierung: „ich bleibe bei mir" statt „ich beeinflusse Andere zu meinem Vorteil"
- Selbstprogrammierung: „ich erlaube mir, mich selbst zu lieben"
- Selbstprogrammierung: „ich lebe in Leichtigkeit"
- Chakren „heilen" und verbinden

leichtfertig, nimmt nichts ernst:

Auch trotz negativer Erfahrungen kann diese Ausprägung vorkommen. Inwieweit die Leichtfertigkeit sich hindernd auf das Erleben auswirkt, hängt vom Grad der Negativität ab. Der „unbeschwert" Leichtfertige wird seltener mit unerwünschten Folgen seiner Sorglosigkeit und Unüberlegtheit zu tun haben, da er oder sie aufgrund des Gesetzes der Resonanz dieses kaum anzieht. Bei verstärkt negativen Erfahrungen, wenn ein „das wird schon irgendwie klappen" oft genug „in die Hose" ging, sind die antreibenden Ängste präsenter. Die Zuversicht ist nur gespielt und grenzt an Selbstbetrug. Das Wertigkeitsthema dahinter, der fehlende Selbst-Wert, kommt hier auch klarer hervor. Wenn man sich selbst keinen großen Wert beimißt, ist Sorgfalt auch unnötig. Leichtfertige lenken von ihren Belastungen und ihren Schwierigkeiten ab. Sie scheinen im Vertrauen auf die richtige Entscheidung zu sein. Es ist hier deutlich schwerer, die Ängste dahinter zu erkennen, da diese hinter „Wurstigkeit" versteckt sind. Ein gesundes Maß an Angst fördert überlegtes Handeln. Die Ängste sind hier meist so gedeckelt, daß überlegtes Handeln durch die Kombination mit dem geringen Selbst-Wert unterbleibt. Das Wurzelchakra dürfte die stärksten Blockaden aufweisen, gefolgt von Sakral- und Solarplexuschakra.

Selbstbehandlungen:
- Spiegelübung
- Vergebungsübung primär als Selbstvergebung
- Wahrnehmungsübung

- Wurzelübung
- Angstlösung
- Selbstprogrammierung: „ich bin mir überlegte Entscheidungen wert"
- Selbstprogrammierung: „ich lasse verdrängte Ängste zu"
- Selbstprogrammierung: „ich erlaube mir, mich selbst zu lieben"
- Selbstprogrammierung: „ich lebe in Leichtigkeit"
- Chakren „heilen" und verbinden

Unterentwickelte Ausprägungen:

aalt sich in der Negativität und im Kummer:

Viel stärker im Außen kann man seinen Mangel nicht mehr zeigen. Er steht quasi auf der Stirn geschrieben. Der verzweifelte Schrei nach Aufmerksamkeit und Zuwendung ist förmlich hörbar. Perfide hierbei ist, daß oftmals negative Erfahrungen förmlich benötigt werden, um wieder an ein Mindestmaß an Zuwendung zu kommen. Hier bekommen Konzepte, wie der Krankheitsgewinn eine viel größere Bedeutung. Krankheit und Schmerz sorgen somit für Gesprächsthemen, mit denen man in seinem Umfeld wieder auf Mitleidstour gehen kann. Krankheiten dürfen also schon deshalb nicht gehen, weil sie für das Aufmerksamkeitsheischen benötigt werden. Nachhaltiger Heilerfolg kann also erst dann eintreten, wenn der Mangel ausgeglichen werden kann. Dieser fängt mit dem Selbst-Wert und der Selbst-Liebe an. Liebevolle Zuwendung Anderen gegenüber schließt die Blockaden an Herz- und Zentralchakra nicht aus. Letztlich treiben enorme Verlustängste dieses Verhalten an. Diese wiederum werden sich in Blockaden im Solarplexuschakra zeigen.

Selbstbehandlungen:
- Spiegelübung
- Vergebungsübung primär als Selbstvergebung
- Wahrnehmungsübung
- Angstlösung
- Selbstprogrammierung: „ich erlaube mir, positive Erfahrungen zu machen" statt „ich erwarte das Negative"
- Selbstprogrammierung: „ich erlaube mir Ganzheit und heil zu sein"
- Selbstprogrammierung: „ich wahre meine Grenzen, sowie die der Anderen"
- Selbstprogrammierung: „ich erlaube mir, mich selbst zu lieben"
- Chakren „heilen" und verbinden

fühlt sich oberflächlich und unsicher, empfindet Mangel an Bedeutung: Ausprägungen, die mit Unsicherheit einher gehen hatten wir schon bei anderen Archetypen. Unsicherheit ist immer ein Zeichen mangelnden Selbst-Wertes und Selbst-Sicherheit. In diesem Fall geht dieses quasi mit einem sich selbst nicht (vollständig) fühlen können einher. Die Selbst-Wahrnehmung ist beeinträchtigt. Es gibt eine große Unsicherheit in Bezug auf das „Wer bin ich?" und „Was gehört zu mir?". Menschen mit dieser Ausprägung möchten in der Gruppe oder Gesellschaft irgendwie mit dabei sein. Sie „spielen" die graue Maus und passen sich einerseits an, spüren andererseits, daß das nicht stimmig ist. Ein „sich selbst leben", in die Mitte kommen, verhindern die starken Verlustängste. Primär dürften Wurzel- und Halschakra blockiert sein, gefolgt von weniger starken Blockaden in Herz- und Sakralchakra, sowie Solarplexuschakra.

Selbstbehandlungen:
- Spiegelübung
- Vergebungsübung primär als Selbstvergebung
- Wahrnehmungsübung
- Wurzelübung
- Angstlösung
- Selbstprogrammierung: „ich erlaube mir, meine eigenen Bedürfnisse wahrzunehmen"
- Selbstprogrammierung: „ich erlaube mir anders zu denken und zu sein"
- Selbstprogrammierung: „ich nehme meinen eigenen Wert an"
- Selbstprogrammierung: „ich wahre meine Grenzen und die der Anderen"
- Selbstprogrammierung: „ich erlaube mir, mein eigenes Leben zu leben"
- Selbstprogrammierung: „ich erlaube mir Selbstliebe"
- Selbstprogrammierung: „ich lebe in Leichtigkeit"
- Chakren „heilen" und verbinden

Quellen

Die Grundidee zu meinem vorigen Büchlein „Selbstanalyse anhand der Archetypen nach C.G. Jung" kam mir durch die Lektüre von PADs (http://www.team-me.biz) eBook "Zusammenfassung der sechs Archetypen (Team Me; http://www.amazon.de/Zusammenfassung-Sechs-Archetypen-Team-ebook/dp/B007QRULR2)", welches in weiten Teilen als Ausgangspunkt gedient hatte. Meine Ergänzung, diese zur Selbstanalyse zu nutzen stellte eine Erweiterung dar. Es ging ausschließlich um die Selbstanalyse und die eigenverantwortliche Arbeit an sich selbst.
Eigenverantwortlichkeit ersetzt dieses aktuelle Buch auch nicht. Nichts und niemand kann das. Heilung und Veränderung geschieht immer in der Person selbst.

Die Idee zur Weiterentwicklung kam mir nach der Lektüre von Reinhard Stengels Büchern. Auch hatte ich schon länger das Gefühl, daß ich die Selbstanalyse fortführen und erweitern sollte. Wie bereits verschiedentlich im Text erwähnt, habe ich – natürlich mit Genehmigung – Textteile aus Reinhard Stengels Buch „Was Finger verraten" hier mit aufgenommen.

Verwendete Bilder:

Heilungssymbol: Stefan Scholz

Die Archetypenbilder stammen alle von openclipart.org.

hierbei:

Herrscher Krone „crown" von anonymous (aus 2009)

Krieger Helm „Leonidas Helmet" von bogdanco (aus 2007)

Weiser Universitätsmütze „university hat" von egore911 (aus 2009)

Mystiker Kristallkugel „crystalball" von Artmaker (aus 2011)

Liebende/r „1324935721" von crossworder (aus 2011)

Spaßvogel Narr „Jester" von johnny_automatic (aus 2006)

Mann von anonymous

Chakra und Chakra mit Hand von Stefan Scholz

Auf den folgenden Seiten findest Du noch einige Schemata für Deine weitere Arbeit.

Archetyp _____ , Einschätzung aufgenommen am ___.___._____

Überzogen	Ausgewogen	Unterentwickelt
----------------------	----------------------	----------------------
----------------------	----------------------	----------------------
----------------------	----------------------	----------------------
----------------------	----------------------	----------------------
----------------------	----------------------	----------------------
----------------------	----------------------	----------------------
----------------------	----------------------	----------------------

Archetyp _____ , Einschätzung aufgenommen am ___.___._____

Überzogen	Ausgewogen	Unterentwickelt
- - - - - - - - - - - - -	- - - - - - - - - - - - -	- - - - - - - - - - - - -
- - - - - - - - - - - - -	- - - - - - - - - - - - -	- - - - - - - - - - - - -
- - - - - - - - - - - - -	- - - - - - - - - - - - -	- - - - - - - - - - - - -
- - - - - - - - - - - - -	- - - - - - - - - - - - -	- - - - - - - - - - - - -
- - - - - - - - - - - - -	- - - - - - - - - - - - -	- - - - - - - - - - - - -
- - - - - - - - - - - - -	- - - - - - - - - - - - -	- - - - - - - - - - - - -
- - - - - - - - - - - - -	- - - - - - - - - - - - -	- - - - - - - - - - - - -

Archetyp _____ , Einschätzung aufgenommen am ___.___._____

Überzogen	Ausgewogen	Unterentwickelt

Archetyp _____ , Einschätzung aufgenommen am ___.___._____

Überzogen	*Ausgewogen*	*Unterentwickelt*
-------------------------	-------------------------	-------------------------
-------------------------	-------------------------	-------------------------
-------------------------	-------------------------	-------------------------
-------------------------	-------------------------	-------------------------
-------------------------	-------------------------	-------------------------
-------------------------	-------------------------	-------------------------
-------------------------	-------------------------	-------------------------

Archetyp _____ , Einschätzung aufgenommen am ___.___._____

Überzogen	Ausgewogen	Unterentwickelt
-----------------------	-----------------------	-----------------------
-----------------------	-----------------------	-----------------------
-----------------------	-----------------------	-----------------------
-----------------------	-----------------------	-----------------------
-----------------------	-----------------------	-----------------------
-----------------------	-----------------------	-----------------------
-----------------------	-----------------------	-----------------------

Archetyp _____ , Einschätzung aufgenommen am ___.___._____

Überzogen	Ausgewogen	Unterentwickelt
- - - - - - - - - - - - - - -	- - - - - - - - - - - - - - -	- - - - - - - - - - - - - - -
- - - - - - - - - - - - - - -	- - - - - - - - - - - - - - -	- - - - - - - - - - - - - - -
- - - - - - - - - - - - - - -	- - - - - - - - - - - - - - -	- - - - - - - - - - - - - - -
- - - - - - - - - - - - - - -	- - - - - - - - - - - - - - -	- - - - - - - - - - - - - - -
- - - - - - - - - - - - - - -	- - - - - - - - - - - - - - -	- - - - - - - - - - - - - - -
- - - - - - - - - - - - - - -	- - - - - - - - - - - - - - -	- - - - - - - - - - - - - - -
- - - - - - - - - - - - - - -	- - - - - - - - - - - - - - -	- - - - - - - - - - - - - - -

Archetyp _____ , Einschätzung aufgenommen am ___.___._____

Überzogen	*Ausgewogen*	*Unterentwickelt*
------------------------	------------------------	------------------------
------------------------	------------------------	------------------------
------------------------	------------------------	------------------------
------------------------	------------------------	------------------------
------------------------	------------------------	------------------------
------------------------	------------------------	------------------------
------------------------	------------------------	------------------------